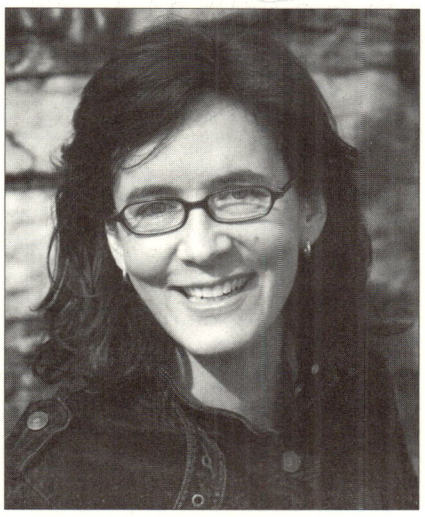

Maria Fangerau (Pseudonym), geboren 1965, lebt als
freischaffende Frauenärztin und Autorin in der Nähe von
Frankfurt. Nach der Lektüre missverständlicher Trendromane
über den weiblichen Körper wollte sie nur noch eines:
mit unterhaltsamem Insiderwissen für mehr Lockerheit,
Fantasie und Spaß beim eigenen Körpermanagement von
Frauen sorgen.

MARIA FANGERAU

INTIMZONE

DAS
FRAUENKÖRPER-
NUTZUNGS-
HANDBUCH

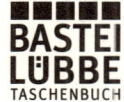

BASTEI
LÜBBE
TASCHENBUCH

BASTEI LÜBBE TASCHENBUCH
Band 60170

1. Auflage: Mai 2011

Zu Risiken und Nebenwirkungen
befragen Sie bitte Ihren klugen Menschenverstand
oder im Notfall auch Ärztin oder Apotheker.

Vollständige Taschenbuchausgabe
der bei Lübbe Paperback erschienenen Hardcoverausgabe

Bastei Lübbe Taschenbuch und Lübbe Paperback
in der Bastei Lübbe GmbH & Co. KG

Copyright © 2010 by Bastei Lübbe GmbH & Co. KG, Köln
Dieses Werk wurde vermittelt durch die
Michael Meller Literary Agency GmbH, München
Lektorat: Ann-Kathrin Schwarz
Textredaktion: Josefine Janert, Berlin
Umschlaggestaltung: Rolf Hörner
Autorenfoto: © Gabriele Bärtels
Satz: Kremerdruck GmbH, Lindlar
Gesetzt aus der Adobe Garamond Pro
Druck und Verarbeitung: GGP Media GmbH, Pößneck
Printed in Germany
ISBN 978-3-404-60170-7

Sie finden uns im Internet unter
www. luebbe.de
Bitte beachten Sie auch: www.lesejury.de

Der Preis dieses Bandes versteht sich einschließlich
der gesetzlichen Mehrwertsteuer.

INHALT

VORWORT

Geradezu himmelschreiend ist die Unwissenheit über die Wundertüte Frau. Feuilletons überschlagen sich zwar bei der Vermessung der Weiblichkeit von einer Körperöffnung zur nächsten und streiten über die Genießbarkeit der Körpersäfte, aber es bleibt nur ein zartes Kratzen an der Oberfläche. Warum der Mann eigentlich von der Frau abstammt, Vaginalschleim eine gute Kariesprophylaxe ist und die wirklich aussichtsreichen weiblichen Karrierechancen jenseits der Wechseljahre liegen, sollte eigentlich jeder Frau bekannt sein. Denn »was ich nicht weiß, macht mich nicht heiß« bedeutet hier nur: Unwissenheit törnt ab, ist eine Spaßbremse. Je bewusster wir Frauen uns unserer selbst sind, desto attraktiver sind wir für andere. Je mehr wir unseren Körper kennen, umso gezielter lässt er sich einsetzen, umso mehr Selbstbewusstsein und Macht gewinnen wir, was zu unser aller Endziel führen soll: reichlich Spaß und persönliche Glückseligkeit.

Frauen sind das *andere* Geschlecht, jenes, welches die Männer angeblich so wenig verstehen. Mal abgesehen von dieser weithin bekannten und oft beschworenen Kommunikationsstörung ist es vor allem unsere biologische Beschaffenheit, die uns von den Männern unterscheidet. Mittlerweile sind wir formal in weiten Teilen der europäischen Gesellschaft gleichberechtigt, nehmen seit beinahe einem halben Jahrhundert die Pille, dürfen als Mütter arbeiten gehen – zumeist in Teilzeit – und dringen nach und nach auch in die sportlichen Männerdomänen vor. Erfolgreich, wie die Fußballweltmeisterinnen und die Bobfahrerinnen zeigen.

Aber der kaum zu leugnende biologische Unterschied sorgt immer wieder für Zündstoff: weil die einen meinen, Frauen seien Männern komplett gleichzusetzen, und die anderen, es sei ein gottgegebenes Urteil, weiblich und damit prädestiniert für urmütterliche Fürsorge daheim zu sein. Beide Standpunkte sind zu sehr auf den gesellschaftlichen Aspekt fixiert und zu wenig auf unsere Rundungen. Nachdem mittlerweile nicht mal mehr singende Spaß-Botschafterinnen wie Lady Gaga dumm sind, sondern philosophische Essays verfassen, und Mädchen die Jungs im PISA-Vergleich hinter sich lassen, kann man wieder ein wenig Abstand von der feministischen Gleichmacherei nehmen und die nackten Tatsachen etwas differenzierter betrachten.

Denn das wirklich Besondere sind doch unsere Frauen*körper*. Sie haben trotz Emanzipation und sexueller Revolution nichts von ihrer Faszination verloren. Für die Männer nicht, die, allzeit bereit, jedem Unterwäschemodel an der Litfaßsäule hoffnungsfroh zulächeln. Für die Frauen nicht, die sich gerne selbst beurteilen und an sich immer wieder kleine Macken und Schrullen, Dellen und Zipperlein feststellen und sich fragen, warum und woher dies nun wieder kommt und was am besten dagegen zu tun sei. Auf gut Deutsch: Es mangelt uns an *physischem* Selbstbewusstsein.

Das ist insofern bedauerlich, weil Frausein in der heutigen Zeit bedeutet, mit vollem Körpereinsatz zu spielen. Vor dieser Realität können die wenigsten von uns ihre Augen verschließen: Die Hausfrau versucht also tapfer, in knackigen Jeans den Klassenlehrer des Sohnes positiv zu stimmen, die Managerin ist bemüht, mit hohen Schuhen und knallendem Schritt ihre Kollegen einzuschüchtern, die Kanzlerin zeigt Dekolleté. Alle Frauen, ich betone: ALLE, arbeiten *trotz* ihrer unterschiedlichen Körperlichkeit, leben *mit* ihrem und lieben

durch ihren Körper. Ob Bäckereifachverkäuferin, Trapez-
künstlerin, *Tagesschau*-Sprecherin oder Klofrau. Und sie wissen nicht immer, was sie da tun. Sollten sie aber.

Doch nicht immer stehen zugleich kompetente, lebens-
kluge und geistreiche Ratgeber zur Verfügung, bisher war
frau vor allem auf ihren Instinkt angewiesen. Damit ist nun
dank dieses umfassenden Frauenkörpernutzungshandbuches
Schluss. Es wurde verfasst in dem Bestreben, anatomische
und physiologische Funktionen zu vermitteln, analytische
Fähigkeiten zur Wahrnehmung der weiblichen Körperlichkeit
zu verbessern und Handlungskompetenzen für die tägliche
Herausforderung der kreativen Körperführung zu erlangen.
Genieren Sie sich nicht, werden Sie Ihre eigene Körperfach-
frau!

Nach einem kurzen Kapitel über anatomische Besonderheiten, biochemische Körperabwehr und saftige Verbündete
geht es weiter mit ein wenig Nachhilfe in Sexualkunde. Der
dritte Abschnitt soll Ihnen vor Augen führen, welchen Einfluss Sie ausüben und wie Sie von der biologischen Herausforderung, eine Frau zu sein, profitieren können. Im letzten
Kapitel erhalten Sie den letzten Schliff, um bei eventuell ein-
tretendem Körperversagen in Zukunft mit ihrer Ärztin auf
Augenhöhe verhandeln zu können.

Naschen Sie also vom Baum der Erkenntnis. Verlassen Sie
das öde Paradies festgefügter Vorstellungen und schwammi-
ger Vorurteile, um zu neuen Ufern aufzubrechen. Denn auch
in Ihrem reinen Herzchen steckt eine neugierige Eva, der die
Schlange orakelnd zuzischt: Erkenne dich selbst!

Kleine

KÖRPERKUNDE

für
Einsteigerinnen

Sobald Frauen als Neuware geliefert werden, also frisch gepresst zwischen den Beinen ihrer Mütter herausflutschen, geht er los, der Stress der Persönlichkeitsentwicklung. Kleine Mädchen machen sich mutig an die eigene Inbetriebnahme, erkunden forsch ihren Körper und drücken alle Knöpfe, um herauszufinden, wie das Leben so funktioniert. Nach dem Versuch-und-Irrtums-Prinzip sollten Sie auch als Erwachsene fortfahren, was sich durch alle Lebensbereiche ziehen kann, den Beruf, Beziehungen, sexuelle Vorlieben. Nicht selten schleichen sich im Lauf des Lebens allerdings Vorstellungen ein, die niemals hinterfragt wurden und werden. Doch nachdem die Frau ihr Gehirn entdeckt hat, kann sie ja damit sich selbst erforschen und mit großen blauen Augen fragen:

Muss ich mich für mein Schamhaar schämen?

Ist mein Zipfel wirklich kleiner als der meines Mannes?

Und kann es sein, dass ich mehr Ejakulat produziere als er?

Nicht selten sind die Antworten so zahlreich, als hätte man den Begriff »Frau« in eine Internetsuchmaschine eingegeben. Genetik, Geschmack und Gefühle können in der Damenwelt nicht unterschiedlicher sein. Daher fallen die Antworten auch verblüffend aus: vielseitig, manchmal kreativ und überraschend, begeisternd, aber vielleicht auch erschreckend und bizarr. Aber das, worauf es ankommt, ist doch, dass wir uns diese Fragen überhaupt stellen.

WARUM ADAMS RIPPE IN WIRKLICHKEIT EVAS HÜFTSTEAK IST

Wer war zuerst da, die Frau oder der Mann? Das ist in Abwandlung des Henne-Ei-Problems die wichtigste aller Fragen für die Frau von heute. Denn wer zuerst kommt, mahlt zuerst, sitzt am Drücker, sozusagen. Und da wollen doch alle hin.

Ich bin Naturwissenschaftlerin, durch und durch, und ich lebte bisher in der Annahme, dass der Mensch ein intelligentes Wesen sei, dessen Großhirn sich aus affenartigen Vorstufen über Hominidengröße diverser Ausführungen zum perfekten emotionalen Computer entwickelt hat. Um es einfacher auszudrücken: Ich bin eine Anhängerin der Darwinschen Evolutionslehre. Und eigentlich ging ich davon aus, dass dies seit Ende des 19. Jahrhunderts die vorherrschende Geisteshaltung sei. Zugegeben, ich stamme nicht nur von einem Affen, sondern auch von einem Pfarrer ab. Dies sogar in direkter Nachkommenschaft. Ich bin also geprägt von dem christlich-westlichen Kulturhintergrund, vor dem meine Wiege stand. Dennoch bin ich geneigt, mich im Zuge der in diesem Buch angestrebten Erkenntnisvermittlung aufzuregen über das, was mal wieder aus der schönen Neuen Welt zu uns herüberschwappt. Eine Auffassung, in der Bibelstunde und Biologieunterricht eine unheilige Allianz eingehen: den sogenannten Neo-Kreationismus.

Wunderbar neudeutsches Wort für die jahrtausendealte Schöpfungslehre, mag man denken. Modern-windschnittiges Marketing-Branding, das die konservative, nahezu gefährlich bigotte Einstellung, welche dahintersteht, verschleiert. Diese

legt nahe, der Bibel wortwörtlich zu glauben und die Gene-
sis als eine Art Augenzeugenbericht des großen Schöpfungs-
wunders zu lesen. Was zu einer Romantisierung des Biolo-
gieunterrichtes führen würde, wenn es nach dem Willen der
ehemaligen hessischen Kultusministerin Karin Wolff ginge,
die im Juni 2007 öffentlich dafür eintrat, die Verantwortung
für die Schöpfungsgeschichte vom Religionspädagogen auf
die Biolehrerin zu übertragen.

Nichts gegen Romantik, im Gegenteil. Aber hierbei handelt es sich ganz entschieden um Verdummung der Menschen
und Vermittlung einer rückwärtsgerichteten Moral. Denn wo
soll das alles nur hinführen, wenn man jedes Wort, das in
dem Buch der Bücher von unbekannten Verfassern verzapft
wurde, auf die Goldwaage legte und für bare Münze nähme?
Dass Frauen nur ein Abfallprodukt des Mannes sind? Oder
reine Objekte, wie auch Vieh, Haus und alles, was zu besitzen
oder zu neiden ist? Also was, um Himmels willen, bedeutet
der Neo-Kreationismus für uns Frauen?

Vielleicht, dass wir nur deshalb einen Hang zu Blumen,
Parfüms und Duftwässerchen haben, weil wir unser Leben
lang den Schweiß des Mannes riechen, unter dessen Achsel
wir aus den Rippen geschnitten wurden? Bein von seinem
Bein, Fleisch von seinem Fleisch? Das ist eine wirklich prickelnde Vorstellung.

Wie gut nur, dass sich die Menschen bisher dem geschrie-
benen Wort ein klein wenig widersetzt haben, sonst würde
die Frau von heute Männin genannt. Einigen Zeitgenossen
würde es bestimmt gefallen, die in ihre Gefilde vordringen-
den Damen auf diese Art zu titulieren. Jedoch wagt es keiner, klingt es doch ein wenig abfällig und irgendwie politisch
unkorrekt: Männin.

Vielleicht auch deshalb, weil unterbewusst alle ahnen, dass

es sich mit der Entstehungsgeschichte der Geschlechter ganz anders verhält. Dass den ehrwürdigen Schreibern der Heiligen Schrift pures Wunschdenken den Griffel führte. Dass erst wir Frauen waren und dann der Mann, der bestenfalls ein Hüftsteak aus unserem kollektiven Hintern sein kann.

Aber mal im Ernst.

Die Wissenschaft hat herausgefunden, dass alles menschliche Leben zunächst auf seine weibliche Version hinausläuft: Im Grunde sind die Embryonen in der sechsten Schwangerschaftswoche noch Zwitterwesen, beides ist möglich, männlich und weiblich. Die weiblichen Sexualorgane entwickeln sich aus dem sogenannten Müllerschen Gangsystem, einem unterentwickelten Genitalstrang des noch unentschiedenen Embryos. Die Zellen männlicher Geschlechtsorgane sind parallel dazu im Wolffschen Gangsystem angelegt. Nun würde jeder, wirklich *jeder* Embryo automatisch seine Müllerschen Gänge weiterentwickeln, die Wolffschen Gänge verkümmern lassen und damit zwangsweise zur Frau werden, gäbe es da nicht das Inhibin. Dies ist ein auf dem Y-Chromosom verankertes Antigen, das die Ausprägung der Weiblichkeit aktiv verhindern muss, um dem Manne zum Durchbruch zu verhelfen. Fehlt dieses heroische Inhibin, sieht ein genetischer Mann mit männlichem Chromosomensatz untenrum trotzdem aus wie eine Frau.

Und das bedeutet doch alles nichts anderes, als dass es sich, freundlich formuliert, nur um ein Missverständnis handelt, wenn an der verstaubten Behauptung festgehalten wird, Eva stamme von Adam ab, die Frau sei aus dem Manne gemacht. Denn in Wirklichkeit verhält es sich exakt andersherum, der Mann geht aus der Frau hervor, und das auch nur, wenn seine Inhibine stimmen!

Und was wäre im neo-kreationistischen Zusammenhang von der unbefleckten Empfängnis Mariens zu halten, fragt man sich besorgt. Wenn es, um schwanger zu werden, ausreichte, dass ein Engel daherkäme und zu uns spräche, wir trügen des Herren Sohn in uns, dann genügte es vielleicht auch, wenn, bei großzügiger Auslegung der Geschichte, der blond gelockte Nachbarssohn sagte: Du trägst das Kind des Herrn Meier, Müller, Schmidt.

Wenn es also so einfach wäre, ohne Sex schwanger zu werden, dann würde das einerseits unsere Rentenprobleme lösen. Andererseits könnte die zunehmende Anzahl ungewollter, durch üble Nachrede entstandener Schwangerschaften zu einem massiven Anstieg von Abtreibungen führen, deren Auswirkungen auf die Gesundheit der Frauen und das Versicherungssystem nicht abzusehen wären. Von der Moral ganz zu schweigen.

Und wer definiert in diesem Zusammenhang überhaupt, was ein Engel ist? Denn dieses Problem wirft wiederum die Frage nach dem Geschlecht des Engels auf. Ist er männlich, wie der Erzengel der Bibel, was dem patriarchalen Charakter dieses Dokumentes entspräche? Oder ist er weiblich, was zu dem tradierten, sexistisch beeinflussten Werbemodell unserer Gesellschaft passen würde? Oder ist er gar ein zwischen beidem schwebender Säugling, ein geflügelter Kopf nur, blond gelockt, lächelnd, was dem zwitterhaften Zustand jeden Embryos und der eher wissenschaftlichen Herangehensweise gleichkäme? Dies Denkdilemma zeigt, wie schwierig sich der Erkenntnisgewinn gestalten kann, wenn man die Heilige Schrift wörtlich zu nehmen versucht.

Außerdem gibt es eine ganze Fülle von problematischen biblischen Beispielen, die, bei strikt wörtlicher Auslegung, zu unvorstellbaren Turbulenzen führen würden. Da ist beispielsweise Sara, die mit sechzig noch schwanger wurde. Nähmen Frauen diese Geschichte für bare Münze, würde die prämenopausale Kinderwunschpatientin nie wieder die Notwendigkeit sehen, eine Sterilitätstherapie zu beanspruchen. Auf einen Schlag wären alle Fruchtbarkeitsspezialisten arbeitslos. Auch die Geschichte von Lots Töchtern, die Sex wollten, aber keinen Mann, sollte nicht allzu ernst genommen werden. Sie überfielen ihren Vater im Schlaf, bemächtigten sich seiner Männlichkeit und kamen dabei anscheinend auf ihre Kosten. Allerdings würde, sollte dieses Beispiel Schule machen, die Industrie der Dildos und anderer Sextoys überflüssig werden. Aber welcher Politiker und welche Politikerin wollte es wagen, mittels des Neo-Kreationismus einheimische Arbeitsplätze zu gefährden, das Schoßhündchen unser aller gewählter Vertreter? In unserem Land hoffentlich keiner.

Wir Frauen tun ebenfalls gut daran, uns aus oben genannten Gründen von derartiger Gehirnwäsche fernzuhalten und lieber die eigenen grauen Zellen anzustrengen, anstatt auf kirchliche graue Eminenzen zu setzen.

Halten wir uns also lieber an etwas so Reales wie den eigenen, evolutionär gestählten Körper und lächeln selbstbewusst und wissend unseren männlichen Schnittchen hinterher.

SPRACHLOS IM SCHLAFGEMACH

Allerdings scheint es manchmal so, als hauste in Deutschland ein Heer entstellter Monsterweiber. Triefaugen, Hängebusen und Fettärsche allüberall. Oder fällt es Ihnen etwa leicht, sich in lobenden Worten über Ihren Körper zu äußern? Nein? Keine Sorge, Sie sind nicht allein. Frauen reden zwar gern und viel, am Telefon oder beim Einkaufen, mit Latte Macchiato neben sich oder einem Aperol Spritz, aber am liebsten über schöne Dinge oder die anderen. Kommt das Gespräch auf sie selbst, dann jammern oder meckern sie. Der Hang zur Selbstkritik scheint eine genetisch vererbte Veranlagung auf dem X-Chromosom zu sein. Am heftigsten trifft es Bauch, Beine, Po, die dem ständigen Vergleich mit halb nackten, retuschierten Werbemodels standhalten müssen. Doch halt!

Nicht unsere weiblichen Formen sollten ständig in der Kritik stehen, sondern die Art und Weise, wie sie in der Öffentlichkeit beschrieben und bewertet werden. Denn nach Jahren lila-latzhosigen Aufbegehrens sind noch immer nicht die richtigen Worte gefunden worden, um unsere einzigartige Weiblichkeit auch nur annähernd treffend zu beschreiben.

Der Frauenkörper ist eine einzige *semantische* Problemzone!

Wie jämmerlich für die Sprache der Dichter und Denker, dass sie nicht in der Lage ist, die sekundären Geschlechtsmerkmale der Frau anders auszumalen als mit einem so rüden Unisex-Begriff wie Brust. Das Wort Busen vermeidet das Wesentliche, indem es eine Aussparung zwischen zwei

Erhebungen (Hügeln oder Brüsten) sowie in einer Küsten-
linie beschreibt, wie beim Jadebusen oder dem Bottnischen
Meerbusen. Die Büste wiederum kann ein Bildhauer auch
von einem männlichen Wesen anfertigen.

Aber wer fühlt sich schon wohl in einem Körper, dessen
Brüste zwei Warzen krönen? Wie wäre es da mit Knospen,
Knöpfchen oder Kirschen? Selbst die medizinische Bezeichnung Mamille klingt besser als die übliche Bezeichnung, bei
der man sofort ein Warzenschwein im Kopf hat. Und mit
so lautmalerischen Titulierungen wie Hupen, Glocken oder
Gasongas können sich nur wenige Frauen identifizieren. Kein
Wunder, dass fast alle Mädchen sich einen unangreifbar har-
monischen, silikonenen Hightechbusen wünschen, der nicht
mehr verbal abgewertet, sondern nur noch in stiller Bewun-
derung gestreichelt wird.

Wenn man über den Rest des Frauenkörpers schreiben
will, fehlen ebenso die Worte. Man muss sich entweder der
medizinischen Nomenklatur bedienen oder rutscht in die
Gosse ab.

Von Norden nach Süden wandernd, also unterhalb der
Gürtellinie, nichts als Schamesröte: Schambein, Schamhügel,
Schamlippen. Doch hier beginnt wohlgemerkt der Bereich
unserer Lust, das Reich der Sinne – kein Grund, sich zu schämen! Hier können wir genießen und verführen, was also liegt
näher, als positive Begriffe zu suchen? Charmelippen, klingt
doch gleich viel besser, das vermittelt das Selbstbewusstsein
einer Emma Peel, der ganz in schwarzes Leder gekleideten
Frau, die ihre Widersacher mit Karateschlägen niederstreckt
und nach Fünfuhrtee und abendlicher Party geistreich und
stilvoll das britische Empire rettet. Venuslippen sind ebenfalls eine vielversprechende Alternative, getoppt nur noch von
Lustflügeln.

Öffnen sich diese, verbirgt sich dahinter ein wahres Schatzkästlein, medizinisch Vagina genannt, eingedeutscht schlicht
die Scheide. Neutraler und unerotischer geht es kaum, sieht
man mal von der Muschi ab, die eher an Uschis mauzendes
Haustier denken lässt als an ihre erogenste Zone. Die Möse
wird oft als abwertender Begriff von pornografisch geschulten
Männern verwendet, von Fotze ganz zu schweigen, wohingegen das Möschen, von der Besitzerin benutzt, an eine moosige
Waldlichtung denken lässt. Sinnstiftende Bezeichnungen wie
Höhle der Löwin oder Muschel lassen ebenfalls ganz andere
Gedanken aufkommen. Und so soll es auch sein. Erlaubt ist,
was gefällt.

Die Sprache ist wichtig, als Aphrodisiakum, Lock- und
Gleitmittel. Und wo sitzt sie? Im Seitenlappen des Großhirns. Wen überrascht es da noch, dass das Gehirn der Frau
ihr potentestes Sexualorgan ist? Was dort abgeht, schlägt sich
sofort auf ihr Liebesleben nieder. Dennoch würde keine von
uns auf die Idee kommen, gleich zum Hirnchirurgen zu rennen, wenn's im Bett nicht stimmt. Lieber ändern wir etwas an
der äußeren Form.

Aber warum nur sollten wir unseren kleinen Busen oder
die kräftigen Oberschenkel operativ angreifen lassen, wenn
es auch leichter geht und vor allem schmerzfrei? Denn es ist
doch so: Finden wir selbst uns schön, dann finden das auch
andere. Denken Sie also an sich als Sexgöttin, ausgestattet
mit rosigen Knospen, die selbst einen Hängebusen zieren
können, mit einer Wunderperle in der Zaubermuschel, aus
der göttlicher Nektar fließt, so wird aus dem Geschlechtsakt
ein zauberhaftes und sehr lustvolles Erlebnis.

»Schläft ein Lied in allen Dingen … kennst du nur das
Zauberwort« dichtete bereits Joseph von Eichendorff, wobei
Lied in diesem Fall für das zärtliche Stöhnen der Leiden-

schaft steht. Und das Zauberwort zu finden, nun ja, das ist
die wahre emanzipatorische Herausforderung.

Wenn die Damen und Herren Sexualpartner nur davon zu
überzeugen wären, die monotone Sprachlosigkeit zu verlassen und fantasievolle Erotismen zu murmeln, um damit dem
weiblichen Körper eine neue, sinnliche Form zu geben, dann
hätten die Zeitschriftenmogule und Schönheitschirurgen aus-
gedient. Denn dann bräuchten wir sie nicht mehr, um unsere
angeblichen Problemzonen zu kaschieren und zu bekämpfen:
Wir hätten gar keine mehr!

Unsere Körper gehörten endlich wieder uns selbst. Die vermeintlich oder tatsächlich von Zellulitis gebeutelten Bäuche
und Schenkel wären in eine üppige und wollüstige Landschaft
zurückverwandelt, die sich beim genüsslichen Durchstreifen,
allein oder zu zweit, als anregend tropisches Feuchtgebiet ent-
puppte.

FEUCHT UND FRÖHLICH

Nichts ist faszinierender, nichts wandelbarer als Vaginal-schleim. Und endlich ist es so weit, dass dieser unserer speziell weiblichen Absonderung auch in den Talkshows jene Aufmerksamkeit zuteilwird, welche sie verdient hat.

Den menschlichen Körperflüssigkeiten und dem Gespräch darüber haftet seit jeher etwas Ruchloses an. Selbst in den letzten Jahren noch, als die medizinische Umdeutung erfolgte und Behandlungen mit eigenem Blut oder das Trinken von Eigenurin in zahlreichen Haushalten Usus wurden. Nachdem die halbe Republik sich allmorgendlich einen Drink aus schön dunkel konzentriertem Morgenharn genehmigt hatte, um ihre eingebildeten Industriezipperlein zu kurieren, verstauben die Urinflaschen nun wieder in den Schränken. Eine andere Flüssigkeit jedoch hat ihren Siegeszug fortgesetzt und den lite-rarischen Markt erobert: der Vaginalschleim. Ein Phänomen, welches angesichts der modischen Feminismusdebatte ehrlich gesagt nicht besonders überraschend ist. Im Gegenteil, das massenmediale Interesse signalisiert: Die Zeit ist endlich reif.

Sehr eiweißhaltig und beinahe geruchlos hält der wunder-same Muschisaft die weibliche Lusthöhle geschmeidig, gesund und glatt. Abhängig von den zyklischen Hormonen, denen nicht nur unsere Laune, sondern ganz offensichtlich auch die Körperfunktionen ausgeliefert sind, verändert sich seine Konsistenz in der Mitte des Zyklus. Dann, wenn sich das Ei im Eierstock in die Startlöcher setzt, wandelt sich die weiß-liche Schmiere in einen klaren, zu feinen Fäden spinnbaren Schleim. Biologisch hat das natürlich den Sinn, durchlässiger für befruchtungswillige Spermien zu sein. Praktisch bedeutet das einen gesteigerten Verbrauch an Slipeinlagen und das Gefühl, tagsüber auszulaufen. Kein Grund, sich zu schämen oder ärgerlich zu werden. Die Vagina tut nur das, was im Zuge der Evolution jeden Monat ihr Job ist: fruchtbarkeitsfördernd auf den Fortbestand der Menschheit hinzuwirken. So politisch korrekt arbeitet kein anderes Körperteil.

Dabei ist das nicht einfach nur die Schleimhaut, die da ihren Dienst am Vaterland tut. Es sind ganze Heere kleiner Bakterien, die eine gesunde Form der Milchsäure absondern. Diese Milchsäure der auch Lactobazillen genannten Mikroben ist ein ganz besonderer Saft. Sie hat desinfizierende Wirkung, weil sie mit ihrer sauren Miene und einem ebenso sauren Ph-Wert Eindringlinge verschreckt. Deshalb kommt die Milchsäure nicht nur in unserer Vagina, sondern auch in Reinigern und Geschirrspülmitteln vor, sie wird zur Aknebehandlung genutzt und als Kalklöser, selbst in der Druck- und Textilindustrie ist sie von Nutzen.

Sollen wir uns jetzt alle den Scheidenschleim ins Gesicht schmieren?, könnten verzweifelte Teenager mit Hautunreinheiten, ganz plötzlich hellhörig geworden, nun fragen. Warum nicht? Einen Versuch wäre es wert. Handelt es sich doch um eine biologisch-dynamische Eigentherapie, der teuren Kosmetikindustrie würde ein Schnippchen geschlagen und ein wenig Taschengeld gespart.

Was aber, wenn dieses Bollwerk biologisch-chemischer Waffen zusammenbricht?

Dann, tja dann, verändern sich die Sekrete in bemerkenswerter Weise. Und sehr zu unseren Ungunsten. Wenn sich ein Pilzgeflecht in unsere Schleimhäute krallt, juckt es beispielsweise von einem Tag auf den anderen ganz schrecklich zwischen den Beinen. Diejenige, die nun furchtlos einen Finger

in ihr Allerheiligstes steckt und den Juckreiz von den Wänden
kratzt, wird mit einem weißlich bröseligen Sekret konfrontiert, dem jede Geschmeidigkeit abgeht. Sollten andererseits
Truppen von Darmbakterien oder anderer Schädlinge Einzug
gehalten haben, beginnt der Schleim vor Wut zu schäumen
und der tapfere Zeige- wird zum Stinkefinger. Ein durchdrin-
gender Geruch nach altem Fischweib, der einer aufgedonner-
ten Schönheit hinterherweht, ist ein sicheres Zeichen für eine
unangenehme Genitalinfektion.

Ist eine Dame aber frei von derlei unangenehmen blinden
Passagieren, ist Sex nicht nur ein sinnliches, sondern auch ein
äußerst gesundes Vergnügen. Vor allem der Cunnilingus bietet den Sexualpartnern und -partnerinnen immense Vorteile.

Denn üblicherweise lebt der Lactobazillus nicht nur im
Untergeschoss der Damenwelt, nein, er besiedelt ebenso das
dunkle Labyrinth des Darmes und die Mundhöhle. Vor allem
weil er die Mundflora reguliert und um zum Beispiel Karius
und Baktus den Garaus zu machen, wird regelmäßiger Verzehr
von naturbelassenem Joghurt von führenden Zahnmedizinern
empfohlen. Aber ist es da nicht einfach viel vergnüglicher, ein
bisschen oralen Sex zu praktizieren und mit einem Mund voll
vaginaler Milchsäurebakterien die eigene Rachenbesiedelung
wieder auf Vordermann zu bringen? In diesem Sinne ist der
Cunnilingus als Kariesprophylaxe durchaus zu empfehlen.

Ein bakterielles Missverhältnis im Rachen ist häufig auch
die Ursache einer wiederkehrenden Mandelentzündung, gegen die Lactobazillen gerne ins Feld geführt werden. Weiterhin regen diese kleinen Tierchen nachweislich nicht nur die
Verdauung an und das Immunsystem, sie senken auch den
Cholesterinspiegel und sogar das Risiko, eine koronare Herz-
krankheit zu bekommen. In diesem Kontext kann der Ausruf »Leck mich!« nicht zwingend als obszöne Abfuhr, sondern

durchaus als das Angebot einer sexuellen Therapie körper-
licher Beschwerden verstanden werden.

Diejenige, die dieses Angebot in mehr oder auch weniger
altruistischer Manier unterbreitet, wird sich gewiss in Vorfreude auf den sexuellen Akt befinden. Und diese Erwartung äußert
sich wiederum in einer weiteren Zunahme des Scheidenflus-
ses. Denn es sind nicht, wie bei den Herren der Gesellschaft,
die Stirn oder die Achselhöhlen, die vor Erregung schwitzen.
Bei Frauen schwitzt als erstes die Vaginalschleimhaut, und
zwar so plötzlich, heftig und nachhaltig, dass »feucht werden«
bereits zum geflügelten Wort mutiert ist. Sprichwörtlich ist
ebenfalls das geile Sabbern lüsterner Greise, die sich ihre blut-
leeren Lippen lecken. Wir Frauen sind dagegen viel diskreter
und befeuchten nur dezent unsere Schamlippen. Es ist eine
Tatsache, und jede wird es auf Nachfrage gerne zugeben, dass
ihr beim Anblick eines knackigen Popos oder, je nach Prä-
ferenz, beim Gedanken an ein ausgeklügeltes Liebesspiel mit
der Freundin oder auch dem Gärtner im wahrsten Sinne des
Wortes das Wasser im Muttermund zusammenläuft.

Es sind aber nicht nur die alltagstaugliche Scheidenpolizei
namens Lactobazillen oder eine begehrliche Erwartungshal-
tung, die die genitalen Schleimhäute benetzen. Der gute, alte,
viel beschworene Orgasmus ist dabei ebenfalls unverzichtbar.
Damit Frauen untenrum elastisch und fit bleiben, ist regelmäßige sexuelle Betätigung, Höhepunkt inklusive, wärmstens
zu empfehlen. Denn dabei bildet sich häufig auch weibliches
Ejakulat, welches die feucht-fröhliche Feier begleitet und wie
eine freudige Fontäne hervorspringen kann.

Dieser weibliche Erguss wird im tantrischen Yoga auch
»Amrita« genannt, was so viel bedeutet wie »göttlicher Nektar«. Und göttlich finden es häufig die Göttergatten und
andere Sexpartner und -partnerinnen, wenn frau sich so rich-

tig fallen lässt und mal eben abspritzt. Andere Männer mögen sich plötzlich unbehaglich fühlen und darüber schimpfen, dass die Frauen jetzt auch noch die letzte Männerbastion, den feuchten Orgasmus, den Potenzregen des Samenergusses, stürmen. Weibliche Ejakulation, wo gibt's denn so was?

Natürlich will es mal wieder lieber keiner wahrhaben, dass wir Frauen auch auf diesem Gebiet dem Manne überlegen sein könnten. Wenn man bedenkt, dass das Volumen des männlichen menschlichen Ejakulats im Durchschnitt bei 3,5 Millilitern liegt und eine kleine Ausbeulung am Kondom bereits ausreicht, um diesen Segen aufzufangen, dann wird klar, warum sich unter den Herren plötzlich Panik ausbreitet. Dieses Fingerhütchen voll ist nichts im Vergleich zu anderen Säugetieren, schon der gemeine Haushund schafft locker das Doppelte. Ganz abgesehen vom Schwein, das ohne Probleme einen Viertelliter abliefern kann.

Die aufmerksame Leserin und Internetnutzerin wird nicht umhinkommen festzustellen, wie ungemein freizügig sich die Frau von heute zur weiblichen Ejakulation äußert, und wie detailversessen dieser Vorgang beschrieben wird. Dabei ist ein gewisser Triumph nicht zu überhören, der zwischen den Zeilen mitschwingt. Denn beachtlich sind sie schon, die Mengen an göttlichem Nektar, die angegeben werden. Sie variieren von einigen wenigen bis hin zu mehreren Hundert (!) Millilitern, was jeden Mann vor Neid erblassen lässt. Kein Wunder, dass nur wenige Männer wirklich daran glauben und eher behaupten, ihre Kleine hätte sich vor Vergnügen angepisst. Hätten sie wohl gerne.

Es ist jedoch wissenschaftlich untersucht, dass das weibliche Ejakulat in den Skenedrüsen gebildet wird. Das ist ein Drüsengeflecht, welches um die weibliche Harnröhre herum liegt und bei sexueller Erregung an der oberen Scheidenwand hinter dem Schambein als leichte Schwellung getastet und stimuliert werden kann. An diesem Ort befindet sich auch der von einem Intimforscher namens Gräfenberg lokalisierte G-Punkt. Wie man auch immer diese Gegend der weiblichen Anatomie nennen mag, maßgeblich ist, dass dort eine wässrige Flüssigkeit, deren chemische Zusammensetzung sich erheblich von der des schnöden Urins unterscheidet, gebildet wird und mittels Orgasmuskontraktionen aus der Harnröhre getrieben werden kann. Denn nicht überall, wo Harnröhre draufsteht, ist auch nur Harn drin!

Leider, leider hört man immer wieder von Frauen, die so ein Zerfließen niemals erlebt haben und die allein schon deshalb diesen Vorgang anzweifeln. Dazu sei nur so viel gesagt: Frau braucht, um einen Orgasmus zu bekommen, nicht zwangsläufig einen Mann. Eine andere Frau, ein Dildo oder der eigene Finger dürften ausreichen, um die wohligen Wellen auszulösen. Und auch dem G-Punkt kommt frau am besten selbst auf die Schliche. Dann braucht es ein wenig Übung und den richtigen Grad an Vertrauen, und der Nektar beginnt zu fließen.

Und derjenigen, die sich nun Tag für Tag, Woche für Woche abrackert mit Freund oder Freundin, Karotte oder vibrierender Raupe und sie immer noch nicht hinbekommen hat, die weibliche Ejakulation, ihr sei an dieser Stelle ein Wort des Trostes zugesprochen: Ein trockener Orgasmus ohne Freudenfluss bedeutet weniger Wäscheverbrauch und damit mehr Zeit, sich anderen angenehmen Dingen des Lebens zuzuwenden: der Lektüre eines launigen Kapitels über die Geheimnisse der Vaginalsekrete beispielsweise. Oder sie könnte nachsehen, was sich dort unten eigentlich wirklich abspielt und die Erforschung ihres Körpers auf die empfindliche Spitze treiben.

KLITORIS –
DIE DIMENSIONEN DER LUST

Ist mein Zipfel größer oder kleiner als der meiner Freundin, meiner Schwester, meiner Nachbarin? Diese Frage treibt Frauen sehr viel weniger um als Männer. Die wenigsten Mädchen erleben einen Klitorisvergleich auf dem Damenklo, sie suchen ihn erst gar nicht. Das kann verschiedene Gründe haben:

Entweder sind sie der Meinung, Zipfel sei Zipfel. Oder sie schämen sich zu sehr. Sie denken, dieses Knöpfchen sei nicht der Rede wert. Oder sie sind überzeugt davon, dass sie ohnehin in einer anderen Liga spielen, ihre Klit einfach unvergleichlich sei. Die Letzteren haben Recht, sie werden die Ersten sein, was sexuelles Selbstbewusstsein und regelmäßige Orgasmen angeht.

Wussten Sie schon, dass anatomisch gesehen der sichtbare Teil der Klitoris nur die Spitze des Eisberges, oder, treffender formuliert, die sichtbare Kuppe eines unterirdisch brodelnden Vulkans ist? Dieses obere Ende der Klit entspricht der männlichen Eichel, hat aber zwei bis dreimal so viele Nervenenden wie diese. Ist also ein echtes Sensibelchen. Versteckt unter der Vorhaut (ja, es gibt eine weibliche Vorhaut!) wie unter einer Kapuze, blickt uns ihr empfindliches Auge an. Schüchtern ist sie, die Klitoris, wie die meisten ihrer Trägerinnen, und übt sich in einzigartigem Understatement. Denn das dicke Ende kommt weiter unten. Es besteht aus dem Klitorisschaft, der unterirdisch im Bindegewebe verläuft und sich in einen rechten und einen linken Schenkel teilt, die beidseitig der Scheide liegen. Doppelt gemoppelt hält besser, das scheint die evolutionäre Devise zu sein, und doppelter Spaß ebenfalls. Wenn Sie sich dann noch klarmachen, dass diese Schenkel jeweils bis zu neun Zentimetern Länge erreichen, sich vor Erregung mit Blut füllen und anschwellen können, ergibt sich addiert die Summe von achtzehn Zentimetern Erektionspotenzial. Da können nur wenige Männerschwänze mithalten!

In der Form dem altgriechischen Buchstaben Lambda ähnlich, steht dieser Lustmuskel aber nicht allein als Wächter vor dem weiblichen Schatzkästlein. Er ist in Gesellschaft illustrer Schwellkörper, die zahlenmäßig ebenfalls der männlichen Variante überlegen sind. Rechts und links flankieren unterirdisch zwei Schwellwurzeln den Scheideneingang und erstrecken sich bis in die kleinen Schamlippen. Um das Eingangstor herum befindet sich zusätzlich ringförmiges Schwellgewebe, ebenso am Damm. An fünfter Stelle, und nicht zu vergessen, liegt der Harnröhrenschwellkörper, in dessen Bereich ein Urmysterium der sexuellen Revolution beheimatet ist: der bereits erwähnte G-Punkt.

Geile Sache, dieser G-Punkt, hört man immer wieder. Aber auch Skeptiker, die bezweifeln, dass dieser Powerpoint der weiblichen Sexualität überhaupt existiert. Ernst Gräfenberg entdeckte in den fünfziger Jahren ein Drüsengeflecht um die Harnröhre herum, das bei Erregung anschwoll und beim Orgasmus eine Flüssigkeit absonderte. Dass diese Stelle innerhalb des Harnröhrenschwellkörpers auch als »weibliche Prostata« bezeichnet wird, ist mal wieder ein Zeichen mangelnder Fantasie und des stets um sich selbst kreisenden männlichen Geistes der Wissenschaft.

Anders als erhofft ist diese Zone aber kein Auslöser sexueller Erregung, sie ist überhaupt erst bei gesteigerter Durchblutung des Schwellkörpers in der oberen Scheidenwand kurz hinter dem Schambein zu ertasten. Das erklärt, warum man in trockenen Muschis nur schwer auf den G-Punkt treffen wird. Ist er aber im Eifer des fortgeschrittenen Gefechts geschwollen und gefunden, dann kann seine Stimulation die lustvollen Wellen verstärken und, wie bereits erläutert, uns heftig und durchaus ergiebig abspritzen lassen.

Ein weiterer versteckter Ort der Verzückung, der A-Punkt, wurde erst vor einigen Jahren in Korea entdeckt. Und das nicht nur bei den Koreanerinnen. Er ist weiter hinten in der Scheide, kurz vor und oberhalb des Muttermundes zu finden, dort wo die hintere Blasenwand sich heimlich mit der Vagina trifft. Unerklärliche neuronale Entladungen an dieser Stelle sorgen dafür, dass der weibliche Unterleib so richtig schön durchfeuchtet wird.

Nimmt man nun Klitorismuskel, die intravaginalen G- und A-Punkte sowie alle Schwellkörper zusammen, ergibt sich das dreidimensionale Bild eines komplexen Lustorgans, das, wenn in seiner Variabilität erst entdeckt und voll zur Geltung gebracht, die Frauen vor Vergnügen schreien lässt. Oder Stöhnen. Oder Miauen. In welcher Sprache auch immer.

Doch wie die Männer davon überzeugen, dass der weibliche Venushügel eigentlich ein Zauberberg ist, in dem sich ausgedehnte Minengänge der Lust befinden? Und diese den Ehegatten auch noch zugänglich machen? Nicht jeder bleibt gelassen, wenn der Mythos vom großen Gemächt entlarvt wird und sich die Klitoris als länger erweist als der eigene Schwanz. Der durchschnittliche Vertreter des männlichen Geschlechts zieht sich, wenn ihm nicht gleich vor Schreck die Lanze bricht, aus Verwirrung oder Überforderung gern auf ein bescheidenes »Ich weiß, dass ich nichts weiß« zurück und praktiziert weiterhin sein stupides Rein-Raus-Spielchen. Was langweilig ist und der ausgefeilten Konstruktion der weiblichen Klitoris nicht im Entferntesten gerecht wird. Kein

Wunder, dass viele Frauen in der noch immer vorherrschenden Missionarsstellung nicht zum Orgasmus kommen. Da werden die Klitorisschenkel bestenfalls gestreift, und dicht vorbei ist trotzdem daneben.

Dies erklärt nur zu gut, warum der rotierende, leicht gebogene Dildo ganz oben auf der Bestsellerliste der Sexspielzeuge steht. Tastet er doch kreisförmig sämtliche Schwellkörper und Trigger-Punkte in unserem Inneren systematisch ab. Lässt frau ihn nur lange genug durchdrehen, windet auch sie sich vor Vergnügen.

Aber sind nun alle Männer überflüssig und sollten in die Sexwüste geschickt werden? Weit gefehlt, denn auf eine lebendige Zunge und eine gut trainierte Finger-Hand-Muskulatur verzichten wir doch nur ungern. Die Herren brauchen während des Vorspiels nur ein wenig den Drehdildos nachzueifern und mit ein wenig Fingerspitzengefühl vorarbeiten, dann erleben wir mit ihnen vielleicht den mystisch verklärten, gemeinsamen Orgasmus.

Was also kann die Klitoris so richtig zum Klingen bringen? Zu erwähnen sei die extreme Empfindlichkeit der Klitorisspitze. Diese Lustperle liebt vor allem die indirekte Reizung, das weiche Lecken oder Saugen. Nicht von ungefähr ist der Cunnilingus die beliebteste Spielart im heterosexuellen und lesbischen Schlafgemach. Auch weiche Wasserstrahlen aus der Dusche massieren mit feinen Tropfen die empfindliche Schleimhaut und lassen das Blut in Muskel und Schwellkörper schießen. Der Zipfel richtet sich auf, und frau treibt auf ihren geblähten Schwellkörpern wie in einem Gummiboot sanft schaukelnd den Wellen des Orgasmus entgegen.

In einer A-Tergo-Stellung, in der die Frau im Vierfüßlerstand vaginal von hinten penetriert wird, können sowohl G-Punkt als auch A-Punkt gereizt werden. Wer aber den Blick

in die schönen blauen Augen des oder der Geliebten braucht,
kann auch in die Reiterstellung wechseln. Das Kamasutra
bietet darüber hinaus viele weitere abwechslungsreiche Stel-
lungen, die mal die eine, mal die andere Stelle des Lustmus-
kels reizen.

Dabei brauchen Sie sich nicht mehr den Kopf darüber zu
zerbrechen, ob Sie jetzt einen »richtigen«, sprich vaginalen
Orgasmus, erleben oder »nur« einen klitoralen. Diese akade-
mische Unterscheidung des sexuellen Erlebens ist nach der
neueren Definition der Klitoris als Gesamtkunstwerk hinfäl-
lig. Denn egal wie wir es anstellen, immer sind Ausläufer der
lambdaförmigen Großklitoris involviert, was den klitoralen
Orgasmus aufwertet und als einzig richtige Bezeichnung etabliert. Dass bei der einen Frau hauptsächlich der Scheideinein-
gang reagiert, während sich bei der anderen die Gebärmutter
in Krämpfen windet, liegt unter anderem daran, welcher Ort
stimuliert wird. Ihre Lieblingsstelle können Sie durch fan-
tasievolles Ausprobieren schnell herausfinden, und er sollte
auf der Liste ihrer Persönlichkeitsmerkmale neben Lieblings-
farbe, Lieblingsessen und Lieblingsmusik einen Ehrenplatz
bekommen. Für zukünftige Liebhaber können Sie ja immer
eine Liste mit dieser Aufzählung in Ihrer Handtasche bereit-
halten.

Natürlich gibt es auch immer wieder Ausnahmen, was die
Klitorisanatomie angeht. Einige Frauen, seltene Exemplare,
haben aufgrund hormoneller oder genetischer Störungen eine
sehr große Klitorisspitze. So ausgeprägt kann das Organ sein,
dass es bis in die achtziger Jahre des zwanzigsten Jahrhunderts vor lauter Angst, es könne sich um ein Zwitterwesen
und nicht um ein veritables Weib handeln, operativ gekürzt
oder gar ganz abgeschnitten wurde. Genitale Verstümmelung

ärztlich geduldet und teilweise verordnet auch in Europa! Doch heutzutage geht der Trend hin zum klitoralen Liberalismus. Erlaubt ist alles, sei es der große oder auch der kleine Zipfel. Und entscheidend ist ohnehin das, was sich noch dahinter versteckt.

»Das Wesentliche ist für die Augen unsichtbar«, sagte schon Saint-Exupérys philosophischer *Kleiner Prinz*. Dieser Satz bringt das Ergebnis der Klitorisvermessung erstaunlich treffend auf den Punkt. Allerdings klingt er wie ein naiver Anachronismus angesichts der Offenherzigkeit, mit der heutzutage viele Frauen Vorbildern wie Britney Spears oder Katie Price nachzueifern versuchen, die »unten ohne« tiefe Einblicke in ihren äußeren Genitalbereich gewähren.

HAARSTYLING »DOWN UNDER«

Rasieren oder nicht? Das scheint die zeitgemäße Gret-chenfrage zu sein. Nicht etwa den Damenbart oder die sprießenden Unterschenkelhärchen. Auch geht es nicht um die kitzelige Angelegenheit der Achselbehaarung. Nein, alle wollen wissen, wie es um die Intimzone der Frau von heute wirklich bestellt ist.

Es ist zwar geradezu übergriffig, aber nicht weiter erstaun-lich, dass sich die gesellschaftspolitische Diskussion über den Feminismus mal wieder zwischen den Beinen der Frauen abspielt. Aber ausgerechnet die Emanzen, die eine unverletzte weibliche Intimität propagieren, trampeln auf der enthaarten Bikinizone ihrer Geschlechtsgenossinnen herum. Warum nur erhitzen sich die Gemüter, geilen sich die Streithennen an die-sem Thema so auf?

Wenn Sie heutzutage behaupten, eine Feministin zu sein, dürfen Sie erstmal die Marlene-Hosen runterlassen. Denn nur ein intakt gekräuseltes Schamdreieck verleiht Ihrem Statement wirklich Gewicht. Aber welche Frau will das denn schon, sich öffentlich die Intimlöckchen kämmen und sich fragen lassen, ob sie schon mal Filzläuse hatte? Dann lieber doch her mit dem Scherkopf, ab mit der Zottelmähne und sich einreihen in die Masse der aalglatt vertikal lächelnden Muschis? Und ist das überhaupt ein Widerspruch in sich: eine kritische Feministin, die sich als rasiert outet? Darf die das? Oder rückt sie dieses Verhalten nicht doch in gefährli-che Nähe zur Pornodarstellerin? Frauen denken zum Glück ja nicht mit den Schamhaaren, und da es sich bei der Intimrasur nicht um einen wesensverändernden Eingriff handelt, wird ihre Kritikfähigkeit, soweit jemals vorhanden, wohl erhalten bleiben. Also wie soll frau sich nur entscheiden angesichts dieser ideologisch aufgeladenen Körperkosmetik? Stehen lassen oder weg damit?

Die Evolution in ihrer großen Weisheit hat dem Menschen die Körperhaare zu ganz bestimmten Zwecken mitgegeben. Nachdem er den Haarmantel seiner Vorfahren aus dem Neandertal mehr oder weniger erfolgreich abgestreift hat und sich nun in edle Stoffe kleidet, bleiben dem Affen in ihm dennoch ein paar Härchen in und um gewisse Körperhöhlen erhalten. Zur Abwehr von Fremdkörpern, Schmutz, Staub und Bakterien beispielsweise in Nase und Ohr. Als Scheuerschutz in den Hautfalten der Achsel, der Intimregion, der Leiste und zwischen den Pobacken. Und, zu guter Letzt, um die sexuellen Geruchsstoffe aus den Duftdrüsen im Schambereich und der Achsel verdunsten zu lassen und besser zur Wirkung zu bringen.

Da stellt sich schon die Frage, ob allen Damen, die sich da so wunderbar glatt rasieren, überhaupt bewusst ist, dass sie mit der letzten Franse ihres Schamhaares auch an olfaktorischer Attraktivität für männliche Sexgespielen verlieren. Auf gut Deutsch: Wenn die sexuellen Lockstoffe sich nicht mehr so gut verbreiten, die Geilheit einer Frau also nicht mehr zu riechen ist, lassen die Dates womöglich auf sich warten. Und das wäre vor allem für Single-Frauen eine Katastrophe.

Einen guten Einblick in die intime Schererei erhält man, wenn man die Dusche eines Lady-Fitness-Studios abends zur Hauptbetriebszeit aufsucht. Dort tummelt sich alles, was an Schamhaarmode zurzeit so geboten wird, auf engstem

Raum, und es lässt sich ein unbefangener und doch neugieriger Blick in die Gesichter der Trägerinnen werfen. Dabei stellt sich heraus, dass es tatsächlich überwiegend die junge Frau ist, die den genitalen Kahlschlag betreibt. Angeblich aus hygienischen, aber auch schon mal zu modischen Zwecken wie bei dem Model, das sich für eine Gucci-Kampagne ein G ins Schamhaar rasieren lässt. Die wahre Generationenscheide liegt zwischen den Vierzig- und den Fünfzigjährigen. Gibt sich noch etwa die Hälfte der Vierzigerinnen durch die Intimrasur einen jugendlichen Touch, rasiert sich gar einen »Landing-strip«, einen Pfeil oder ein Herzchen auf den Schamhügel, so tut dies kaum noch eine der wechseljährigen Sportlerinnen in den Fünfzigern. Die rüstige Großmutter hat mit der Wahl einer passenden Intimfrisur ohnehin kein Problem mehr, fallen ihr doch die Schamhaare bereits von alleine aus.

Im Grunde genommen sind die Deutschen aber mit der allmählich sich durchsetzenden genitalen Enthaarungs-Kultur mal wieder absolute Spätzünder. In Ägypten entfernten sich die Frauen bereits vor über 3000 Jahren die Haare. Und zwar alle Haare! Nicht nur untenrum. Einschließlich Augenbrauen und Kopfhaar wurde jede Strähne abrasiert oder ausgerupft und mit Perücke und Kajal das eigene Erscheinungsbild in die gewünschte Richtung gestylt. So weit ging nicht mal Michael Jackson. Mit Schminken und Schamhaarrasur bereiteten sich auch die Freudenmädchen in der griechischen Antike auf eine Verabredung vor, und erst um einiges später, im finsteren Mittelalter, wurde in Deutschland die intime Haarpracht mit Scheren vom Schamhügel gekratzt. Dies geschah in Badehäusern, deren Besitzer nicht einmal zwischen Männlein und Weiblein unterschieden.

An diesem Punkt spätestens wenden sich die muslimischen Mitbürgerinnen wohl mit Grauen ab. Enthaarung alle vierzig

Tage ist islamische Pflicht, aber, Männer und Frauen, bitte
schön, an getrennten Orten! Die Frauen verkürzen den Zeitraum auf die periodische Wiederkehr ihrer Regel. Wenn das
Blut versiegt, wird das Wachs gewärmt. Allein unter sozial-
politischen Gesichtspunkten könnte die immer häufiger werdende Intimrasur der nichtmuslimischen Bevölkerung auch
als positives Beispiel für die Integration der Einheimischen in
die Kultur ihrer ehemaligen Gastarbeiter gewertet werden.

Wie aber trennt so eine Multikulti-Anhängerin sich am
leichtesten von ihren Löckchen? Was ist die beste Vorgehensweise, um den beißenden Abschiedsschmerz, der beim Ausreißen oder Scheren entsteht, so gering wie möglich zu halten,
fragt sich auch besorgt die Single-Frau (gerade vierzig geworden) vor ihrem nächsten Date. Oder die dreizehnjährige Schü-
lerin, die sich durch den sprießenden Unterleibsbewuchs ihrem
nun nicht mehr kindlichen Körper entfremdet fühlt.

Manche Frauen lieben es feucht, wie bei gutem Sex. Die
anderen stehen eher auf trocken, wie bei gutem Weißwein.
In beiden Fällen beweisen sie Geschmack. Für die Nassrasur
sollten Sie vorher baden oder duschen, um die zu rasieren-
den Haare einzuweichen. Vor der Trockenvariante muss dies
dagegen unbedingt unterbleiben. Sie müssen also von vorn-
herein wissen, worauf Sie sich einlassen, unterwegs das Pferd
zu wechseln ist nicht ratsam.

Vor allem die Nassrasur birgt trotz reichlich Seifenschaum
die Gefahr der Verletzung mit den scharfen Klingen. Um
diese kleinen Malheurs zu kurieren, sei die vorsorgliche
Anschaffung einer Wund- und Heilsalbe empfohlen, was als
ein klarer Hinweis auf das Gefahrenpotenzial der Prozedur
zu werten ist. Auch sollte wegen der zu erwartenden Haut-
reizung anschließend nur lockere Unterwäsche getragen oder
am besten gleich ganz auf sie verzichtet werden. Dadurch

kann nebenbei auch die direkte Zielführung der Maßnahme und ihr sexueller Erfolg optimiert werden.

Die andere Möglichkeit, sich des Intimpelzes zu entledigen, ist die Epilation, also das Ausreißen oder -zupfen der Haare mit der Wurzel. Dies ist eine nicht ganz schmerzfreie Erfahrung und sollte den Vertreterinnen der Sadomaso-Kultur vorbehalten sein. Weil sich aber die Härchen erst viel später wieder nachzuwachsen trauen, nehmen viele Frauen dennoch den Schmerz in Kauf, ganz nach dem Motto: Wer schön sein will, muss leiden. Oder sollte doch ein sehr viel höherer Anteil als bisher angenommen Spaß am Schmerz haben? Dafür könnte die zunehmende Zahl der Waxing-Studios sprechen, die wie hartnäckige Stoppeln an jeder Straßenecke aus dem Boden sprießen. Es wird wohl auch nicht mehr lange dauern, und Brasilianerinnen mit Heißwachs werden jede SM-Party dominieren.

Die Cleveren unter uns Frauen werden nun ins Grübeln kommen. Lohnt sich der ganze Aufwand denn? Und was kann sonst noch alles schiefgehen?

Sie sollten froh sein, dass Sie nicht Minnesängerin im Mittelalter sind, da wurden die Schamhaare auch mal mit einer Art Sandpapier abgeschmirgelt. Da hält man sich doch lieber an die Orientalinnen, die sich den Intimbereich mit karamellisierter Zuckerpaste bestreichen und anschließend die Haare herausreißen. Da läuft einem doch glatt das Wasser im Mund zusammen.

Aber trotz all dieser fantasievollen Vorgehensweisen kann der Körper sich gegen derartige Manipulationen auch mal zur Wehr setzen. Nicht selten tauchen plötzlich unschöne Pickel auf, die sich bei großzügiger Ignoranz schnell zu einem Furunkel bis hin zum Abszess auswachsen können. Und es ist doch sehr fraglich, ob es Spaß macht, sich während des

Liebesspiels die ganze Zeit darauf konzentrieren zu müssen, am Eiter vorbeizulecken. Diese Haarbalgentzündungen treten vor allem dann auf, wenn sich eine ganze Mädchenklasse mit ein und derselben Rasierklinge kupiert.

Wichtig ist auch zu wissen, dass rasierte Menschen bei sportlicher Betätigung schneller wund werden, sich einen Wolf radeln oder reiten. Immerhin kann man sich dann gegenseitig Windel-Wundcreme auftragen, was auch durchaus spannend sein kann.

Ein ganz anderes Problem taucht in dem Moment auf, wenn durch den Wegfall der Haarbüschel die Anatomie der Geschlechtsteile massiv in den Vordergrund tritt. Obgleich es noch keine europäische Norm für die optimale Schamlippe gibt, haben sich anhand von Abbildungen gewisse Standardvorstellungen etabliert, wie die gemeine Schamregion auszusehen hat. Favorisiert wird dabei diejenige, welche in der Frontansicht den Vergleich mit einem frischen Brötchen nicht scheuen muss. Exakter ausgedrückt: Wenn die äußeren Schamlippen die inneren bedecken, wird dies als ästhetisch empfunden. Es gibt allerdings Frauen, deren innere Schamlippen größer oder länger sind als die äußeren. Die inneren Schamlippen lugen also zwischen den äußeren hervor wie kleine, vorlaute Zwerge. Sie verfügen dementsprechend über größere Schwellkörper, und ihre Trägerinnen könnten, analog zu den Männern, eigentlich stolz auf ihre XXL-Ausstattung sein. Aber weit gefehlt. Solcherart begünstigte Frauen haben oft nichts Eiligeres zu tun, als die nächste operativ tätige Gynäkologin aufzusuchen, um sich die Schamlippen verkleinern zu lassen. Setzt sich also der Perfektionswahn auch auf die gerupften Schamlippen fort?

Ist es so abwegig, einfach die genetisch vorprogrammierte Gegebenheit zu akzeptieren? Noch dazu, da es nach Schamlippenverkleinerungen doch tatsächlich hin und wieder zu einer Verringerung des sexuellen Erlebens kommt. Kleine Lippe, kleiner Orgasmus? Und wer beim Sex die dicke Lippe riskiert, wird womöglich mit Super-Orgasmen belohnt?

Schön, wenn das Leben so einfach wäre.

Doch andere Länder, andere Sitten, oder geht es eher um Kontinente? Fakt ist jedenfalls, dass die Asiaten völlig andere Vorstellungen haben als die Europäer und die ihnen geografisch nahen Mittelmeeranrainer. Reichlich Schamhaar gilt in Asien als Zeichen für Fruchtbarkeit, und die Mitarbeiter der japanischen *Komachi Hair Company* verdienen ihre Brötchen unter anderem mit dem Verkauf von Schamhaarperücken. Vor allem für die Hochzeitsnacht scheint ein selbstklebendes Schamhaarersatzteil aus Menschenhaar unverzichtbar. Aber auch japanische Schülerinnen und Studentinnen, die haartechnisch etwas schwach auf dem Schambein sind, schieben sich im Sommer gerne ein Haarteil in die Bikinihose.

Das sollte auch den epilierenden Neo-Feministinnen zu denken geben. Alles ist relativ, das hat uns schon Einstein bewiesen, vermutlich ohne zu ahnen, dass wir seine Aussage eines Tages auch auf die weibliche Schamhaardebatte beziehen könnten. Was den einen die Vaginalperücke, ist den anderen die dauerhafte Laserenthaarung mit all ihren Folgen. Sich hier zu positionieren ist gar nicht so einfach, ist sozusagen eine wirklich haarige Entscheidung.

Die Feministinnen alter Schule würden die Frauen von heute am liebsten wohlmeinend an die Hand nehmen und auf die kosmetischen Fallen der patriarchalen Gesellschaft hinweisen. Natürlich ganz im Sinne von: Wir wollen doch nur euer Bestes. Doch dürfen sie sich nicht wundern, wenn die erstaunlich selbstbewussten Frauenzimmer ihnen die Kaltwachsstreifen um die Ohren hauen und wie aufgebrachte Teenager darauf bestehen, ihre Fehler selbst zu machen.

BLUT – EIN GANZ BESONDERER SAFT

Mütter haben, ebenso wie Altfeministinnen, schon lange nichts mehr zu melden. Bei ihren Töchtern zumindest, überschreiten diese erst einmal die magische Zehnjahresgrenze. Blut von meinem Blut – solch feuchte Familienbande zählen nicht mehr, und nichts finden die jungen Mädels ekliger, als von der eigenen Mutter in die Geheimnisse der Periode eingeweiht zu werden. Der gemeinsame Tanz bei Vollmond, bei dem blutige Binden geschwenkt werden, gehört endgültig der Urzeit der siebziger Jahre an.

Am Anfang steht nun immer die Jugendzeitschrift und ihre Webseite. Sie informiert bereits die vorpubertären Mädchen, was es mit der Regelblutung so auf sich hat, und macht sie in ärztlichen Fragekolumnen oder mittels geschickt platzierter Produktwerbung damit vertraut, was alles in einem reichen Frauenleben so auf sie zukommt. Auch auf diversen anderen Homepages wird nicht gespart mit gut gemeinten Tipps und Tricks zum Downloaden und Versenden. Ein Wunder nur, dass es noch nicht den Werbejingle führender Tamponhersteller als Handyklingelton für diejenigen Mädels gibt, die ihrem Freund damit peinlichkeitsneutral zu verstehen geben wollen: Zur Zeit gibt's keinen unblutigen Sex.

Ist vielleicht auch nicht in jedem Fall nötig. Denn um der ungezügelten jugendlichen Libido zu entsprechen und die Mädels nicht tagelang auf Vögelei-Entzug zu setzen, wurde nun auch der Sex-Tampon erfunden. Ein rosafarbenes Watteschwämmchen soll blutiges Bumsen während der Regel abschaffen und sauberen Sex ermöglichen. Die naturverbundenen Frauen haben von jeher den Menstrualschwamm bevorzugt, von dem diese Technik eindeutig abgekupfert und in die stylische Schaumstoffvariante gepresst wurde. Den Schwamm allerdings kann die Trägerin auskochen und ihn wiederverwenden, der Industrietampon muss schnellstens entsorgt werden, damit sich der Müllberg erhöht und die Nachfrage angeheizt wird.

In Zeiten der lustvollen Sparsamkeit und des unvermeidlichen Klimaschutzes ist die regelmäßige Blutung der Hälfte der Menschheit und deren Folgen ein Thema von geradezu politischen Dimensionen. Was nur wird an Zeit, Energie und Geld verschwendet, um den weiblichen Blutströmen Einhalt zu gebieten! Geflügelte Binden, gerillte Tampons blockieren die Regale, verstopfen die Toiletten, schüren die Allergien und schädigen die Ozonschicht.

Das sehen die Hersteller der berühmtesten Wattestöpsel allerdings ganz anders. Für sie ist ihr Produkt das anbetungswürdige Ergebnis technischer Tüftelei zum Wohlbefinden des weiblichen Unterleibs. Denn wird die Watte zu sehr gepresst, ist er tot, der arme kleine Tampon, und saugt nicht mehr genug Blut auf. Seine Rillen, die in exakt erarbeiteter Krümmung verlaufen, um den Blutfluss zu verlangsamen und die Aufnahme zu optimieren, verdankt er dem Geistesblitz eines führenden Maschinenbauers der Firma auf einer Slalomabfahrt im Skiurlaub. Wahres Engagement zeigen auch die zum Wohle der Damenwelt tätigen Analysten, wenn sie täglich die gebrauchten Tampons einiger Dutzend Testerinnen zerschneiden und auf ihre Saugfähigkeit »in vivo« überprüfen. Sogar einem Crashtest musste sich der Edeltampon unterziehen.

Angesichts so viel ausgeklügelter Technik ist eine Erfindung wie die Mondtasse (»Moon-Cup«, »DivaCup«, »Femme-Cup«)

erst auf den zweiten Blick eine zukunftsorientierte, da klima-
neutrale Innovation. Die weiche Silikonschale mit Stiel sieht
aus wie ein milchgläserner Weinkelch, der, mit der Öffnung
zuerst eingeführt, die fruchtbare und mystische weibliche
Flüssigkeit auffängt. Alle paar Stunden kann das Becherchen
vorsichtig entfernt und entleert werden. Wahlweise in die Toilette, aber auch als Dünger in den Blumentopf. Für Anfänge-
rinnen zunächst eine Schmiererei. Aber was ist schon so ein
wenig Menstrualblut an den Fingern, was sind einige Spritzer
auf der Kleidung? Es wirkt doch gleich viel authentischer, sich
seiner Weiblichkeit bewusst zu sein, sie nicht hinter weißer
Bluse und knitterfreiem Hosenanzug zu verstecken, sondern
als dunklen Fleck auf dem Rock vor sich her zu tragen. Und
ist die Tasse nicht eigentlich das Behältnis für ein Getränk?
Suggeriert dieses Wort nicht letztendlich, dass frau sich die
Freiheit nehmen kann, wie in archaischen Völkern durchaus
üblich, aus diesem Kelch einen guten Schluck ihres eigenen
Periodenblutes zu trinken?

In etlichen Naturvölkern sowie in der altägyptischen Kultur schien das Regelblut der Frauen tatsächlich Inbegriff der
Fruchtbarkeit und Stärke zu sein. Bei den einen behielten
die Frauen es für sich und schlürften es selbst, in anderen
Kulturen teilten sie diesen Schatz mit den Männern. Heute
gilt es als pikanter Tabubruch, über so etwas überhaupt zu
schreiben. Schön blöd eigentlich, denn wer möchte schon so
ein Potenzial verschenken? Aber was den Naturstämmen die
Praxis, das ist für unsereins nur Theorie. Daher wird es wohl
bei einem mondsüchtigen Kokettieren bleiben und dafür der
nächste literarische Bestseller von menstrualblutabhängigen
Vampirinnen handeln.

Die Frage nach der Notwendigkeit der Blutung stellt sich
karriereorientierten Frauen jeden Monat aufs Neue. Denn

meist ist die Periode mit unangenehmen Vorboten wie Brust-
spannen und schlechter Laune verknüpft. Krampfartige
Bauchschmerzen sowie die Notwendigkeit, hin und wieder auf
einem stillen Örtchen die genitale Dichtung zu überprüfen,
können von einem rekordverdächtigen Arbeitspensum abhal-
ten. Die wahrhaft feministische Ärztin empfiehlt deswegen
ihren Power-Patientinnen für den Weg in die Führungsetagen die ununterbrochene Einnahme der Antibabypille über
mehrere Monate. Dadurch wird eine Störung des geregelten
Arbeitslebens unterbunden und auch monatelanger sauberer
Sex gewährleistet. Wie die Patientin den allerdings zwischen
all den geschäftlichen Terminen dann noch genießen soll,
steht auf einem anderen Blatt. Aus diesem Grund sollten diese im ununterbrochenen Langzyklus eingenommenen Anti-
babypillen besser in Pro-Pensum-Pille umgetauft werden.

Wären wir in einer anderen Erdenregion aufgewachsen,
sähe das Leben ganz anders aus: In China wird die erste
Regel die »Ankunft himmlischen Wassers« genannt, und
die Französinnen bekommen einfach *les fleurs*, einen Strauß
»Blumen«! Das ist doch wirklich eine angenehme Alternative.
Wir bräuchten uns nicht länger leidend aufs Sofa zu legen,
sondern dürften singend durch die Wiesen streifen und unsere Freizeit genießen. Fort mit den langen Arbeitstagen, ein
paar blaue Montage sind schon erlaubt! Denn bis heute hält
sich der jahrhundertealte Aberglaube von der Schädlichkeit
des Menstruationsbluts oder des Schweißes menstruierender
Frauen. Sie sollen beispielsweise keine Sahne schlagen, da diese sonst schlecht würde; kein Obst und Gemüse einkochen
und nur mit Haushaltshandschuhen putzen. Was liegt da
näher, als von diesen abstrusen Vorstellungen zu profitieren,
indem man sich auf die alten Traditionen besinnt und einfach
mal ein paar Tage lang die Hände in den Schoß legt oder sich

in eine einsame (Menstruations-)Hütte am See zurückzieht? Schade nur, dass in dieser Zeit der Friseurbesuch ebenfalls unterbleiben muss, denn entsprechend dem Aberglauben hält auch keine Dauerwelle im Haar.

Doch wie so oft weiß man das, was man hat, erst dann zu schätzen, wenn es vorbei ist damit. Soll heißen: Diejenige, die aufgrund erster Unregelmäßigkeiten ihres Zyklus mit der bevorstehenden Menopause konfrontiert ist, verfällt angesichts ihrer zukünftigen Unfruchtbarkeit in sentimentalen Trennungsschmerz. Vorbei die potente Phase des Schaffens und Gebärens, das Buch der Fertilität wird zugeschlagen, und der Fortbestand der Menschheit muss von den jüngeren Frauen gewährleistet werden. Da können einem wirklich die Tränen kommen.

Doch noch ist es nicht zu spät!

US-Mediziner haben im Menstruationsblut von Frauen eine neue Art von pluripotenten Stammzellen entdeckt, aus denen sich angeblich neun verschiedene Gewebearten züchten lassen. Eine Entdeckung, welche die Einstellung der Frau ihrer Regelblutung gegenüber nachhaltig beeinflussen wird. Denn welche Managerin wird wohl auf die vielversprechende Anlage der eigenen Körperzellen verzichten, lassen sie sich doch in neue Haut- und Haarzellen, womöglich in frisches Brustgewebe oder unausgeleierte Venen verwandeln? Womöglich melden sich bei der Stammzellenmutti Todkranke mit derselben Blutgruppe, um meistbietend an diese Tausendsassas der Medizin zu gelangen. Also ist sie entdeckt, die umsatzbringende weibliche Geldanlage: Lassen Sie Ihr Periodenblut als Wertanlage einfrieren oder investieren Sie in einen der neuen Menstruations-Fonds! Bei einer Laufzeit von mindestens fünfundzwanzig Jahren von der Pubertät bis zur Menopause dürfte sich der Aufwand lohnen, und dieses Blutgeld wird Ihr Schaden nicht sein.

SÄFTE SIND FREUNDE!

Sollten Frauen und Mädchen also angesichts dieser Blut-
ströme einen Crashkurs in Intimhygiene absolvieren? In der
Schule oder vielleicht auch an der Volkshochschule? Nichts
scheint dringlicher, ist es doch gar nicht so einfach, die Balance zwischen der Schonung der natürlichen Scheidenflora
einerseits und der Verhinderung hartnäckiger Blasenentzündungen andererseits bei gleichzeitiger genitaler Geruchsneut-
ralität zu halten. Es ist eine unendliche Geschichte, die sich
vom Einsetzen der Pubertät bis in die elektrischen Pflege-
betten der Altersheime zieht. Und dieses Potenzial hat unter
anderem auch die Industrie entdeckt. Sie versorgt uns von
der Körperlichkeit überforderten Weiber zuvorkommend mit
allen nur denkbaren idiotischen Vorschlägen, Pflegemitteln
und Apparaturen, damit wir unsere Natur in den Griff kriegen.

Grundsätzlich reinigt der weibliche Körper sich aber selbst.
Die monatlich überschüssige Gebärmutterschleimhaut wird
mittels Regelblutung abgestoßen, und der normale Ausfluss
schleust Bakterien und andere Kleinigkeiten wie abgeschilfer-
te Hautzellen, überflüssiges Sperma etc. wieder aus der Lusthöhle heraus. Ein tägliches Quantum Wasser und Seife reicht
aus, um die Bildung von zähem Smegma aus alten Sekreten
in Grenzen zu halten und der bereits besungenen Scheidenflora damit trotzdem nicht allzu sehr auf den Leib zu rücken.
Auch das Schwitzen hat unter anderem die Aufgabe, den Körper zu entgiften, und dient so ebenfalls der Gesunderhaltung
des Menschen. Blut, Schleim und Schweiß sind also nicht

unsere Gegner, sondern die besten Verbündeten bei der Rei-
nigung unseres Körpers, eine Art persönliche Putzkolonne
sozusagen!

Klar, jede Frau will sich sauber und frisch fühlen. Und
schämt sich dabei für die nur emsig ihrem Job nachkom-
menden Körperflüssigkeiten und Ausdünstungen. Als wären
sie illegale Einwanderer oder Schwarzarbeiter, werden sie
versteckt, kaschiert, und fast nie wird offen über sie gesprochen.

Wenn allerdings eine Initiative gegen die Intimsäfte aus
so berufenem Mund kommt wie dem des Leverkusener Fuß-
ballspielers Carsten Ramelow, sieht die Sache ganz anders
aus. Der sechsundvierzigfache Nationalspieler schwang sich
2006 zum Botschafter der Intimhygiene auf und macht seitdem großspurig Werbung für ein sogenanntes Dusch-WC mit
dem klingenden Namen »Balena 8000«. Darunter versteht er
eine Toilette mit eingebauter Duschbrause. Auf Knopfdruck
schießt ein Wasserstrahl in die Höhe und reinigt an einschlä-
giger Stelle »sanft, aber gründlich«, wie Ramelow in Presse-
mitteilungen des Herstellers schwärmt. Worauf sich allerdings
die Zahl 8000 bezieht, ob auf die Anzahl der Anwendungen,
bis die Düse ihren Geist aufgibt, oder auf die der Spermien
oder Bakterien, die pro Strahl damit entfernt werden, bleibt
im Dunkeln.

Wenigstens belässt der gute Mann es bei der einfachen
Wasseranwendung. Anders als diese genitale Kneippkur
sehen die mobilen Vaginalduschen anderer Hersteller eine
illustre Mischung aus Duft- und Reinigungsstoffen vor, die
wir mit einem zupackenden Druck auf den Gummiballon
in unsere Intimzone zu sprühen haben. Auf diese Weise soll
die Mischung auch den entlegensten Winkel unseres Schei-
dengewölbes keimfrei machen, was uns nichts weiter als

wiederkehrende Pilzinfektionen bescheren würde. Aber dies ist nicht das einzige Produkt, mit dem wir Frauen verarscht werden sollen.

Auch milchsäurehaltige Waschlotionen haben sich etabliert, die völlig überflüssig sind. Andere Hersteller setzen auf eher prickelnde Pflegesubstanzen und erfanden die gynäkologische Brausetablette, in deren medizinisch unbedenklich perlendem Schaum sich lustvoll der Unterleib schwenken lässt. Ebenso gibt es für die um ihre Muschimilchsäure besorgte Dame mittlerweile auch Tampons zu kaufen, die angeblich lebende Laktobazillen enthalten. Um diese netten Tierchen artgerecht zu halten, müssten die Tampons eigentlich stets im Kühlschrank aufbewahrt werden. Die Vermutung liegt nahe, dass dieser Hygieneartikel aufgrund zahlreicher Löcher in der Kühlkette nur noch aus lauter toten Bakterien besteht. Und welche Frau fühlt sich schon wohl mit massenweise Leichen im Untergeschoss?

Intimsprays werden ebenfalls nachdrücklich beworben, mit dem Ziel, die geheimen weiblichen Düfte zu neutralisieren und zu überdecken. Zugegeben, da der Schambereich von Natur aus feucht und warm ist, entwickeln sich dort leicht intensive Gerüche. Aber die Duftwässerchen, die frau sich dorthin sprühen soll, um angeblich besser zu riechen, machen die Sache auch nicht besser. Der Hinweis, sie nur aus der sicheren Entfernung von vierzig Zentimeter aufzusprühen, macht bereits klar, dass es sich um eine Schleimhaut-Killer-Substanz handelt, die womöglich drastische Allergien auslöst. Die genitalen Schleimhäute zu reizen kann sehr angenehm sein, doch bestimmt nicht in dieser Form, mit juckenden Quaddeln als Spätfolge.

Und natürlich haben auch die Gerüche ihren Sinn. Sie sollen nonverbale Botschaften übermitteln, von »Ich hab meine

Tage« bis »Ich bin so geil!«. Auch die Einnahme von Antibiotika, beengende Kleidung, der Besuch von Sauna, Schwimm-
bad oder Thermen sowie Geschlechtsverkehr beeinflussen
die Art und Ausprägung des Duftes. Würden die Menschen
diese Sprache noch verstehen, könnten sie auch Statements
wie »So ein Stress!«, »Keine Angst, ich nehm die Pille!«, »Freu
dich, ich bin schwanger!« und »Verhütungsfreie Wechseljahre!« deutlicher wahrnehmen, und lange Erklärungen wären
überflüssig. Und für nicht wenige Männer sind gerade die
eisprungrelevanten Muschidüfte das beste Aphrodisiakum,
das es gibt.

Denken Sie nur an den doch sehr erfolgreichen Roman
über den jungen Grenouille, der *Das Parfum* aus den Kör-
pergerüchen schöner Frauen herzustellen versteht. Es sind die
Düfte der Haut und ihrer Drüsen, allen voran die sexuellen
Dünste vom Schamhügel, die er mit dem Fett von der Oberfläche seiner Opfer kratzt. Und sie machen ihn unwidersteh-
lich: Die Menschen haben ihn zum Fressen gern, und das
liegt nicht am Duft einer Rose oder einem Zweig Lavendel,
sondern unter anderem am Sexappeal von Frauenschweiß.
So ergeht es einem idealerweise auch mit den richtigen Lieb-
habern oder Liebhaberinnen. Man bzw. frau kann sich auf
Anhieb riechen.

Diese Pheromone genannten Signalstoffe entstehen auch
an anderen Körperstellen, beispielsweise am Hals und unter
den Achseln. Und auch hier hat die gepflegte Frau von heute
nichts besseres zu tun, als mit Deostift und Eau de Toilette
dagegenzuhalten. Diejenige, die es nicht so handhabt, fällt
in der künstlichen Duftatmosphäre durch nachdrücklichen
Naturgeruch meist unangenehm auf. Und das will doch
keine wirklich, das Stink-Stigma. Dabei ist es immer noch
ungewiss, ob und in welchem Ausmaß sexuelle Pheromone

heutzutage bei der Partnerwahl oder dem Ergattern eines
One-Night-Stands noch eine Bedeutung haben.

Bezeichnend aber ist, dass das Deutsche kein Wort für den
Verlust des Geruchssinnes kennt, wohingegen es für das Versagen der anderen drei Sinne jeweils griffige Bezeichnungen
gibt. Der eine ist taub, die andere stumm, und außerdem gibt
es auch noch die Blinden. Womöglich kommt es nur zu selten vor, dass der Mensch von seinem Riechkolben im Stich
gelassen wird? Oder es wird nicht weiter bemerkt oder ganz
einfach nicht darüber gesprochen. Der Geruchssinn, das letzte Tabu.

Doch sollten wir die offensichtlich schleichende Verküm-
merung der Schnüffelnase sowie die Auswirkungen elabo-
rierter Körperhygiene nicht auf die leichte Schulter nehmen.
Denn vielleicht liegt es auch daran, dass wir Europäer allmählich vom Aussterben bedroht sind: dass wir unser körperlich saftiges Liebesgeflüster unterbinden und unser Riechhirn
mit dem unbewussten Herausfiltern der fruchtbaren Tage
zwischen all den Chemiekeulen ganz einfach überfordert ist.
Und wer weiß schon, was für eine magische Intimpflege die
Chinesen betreiben? Zumindest läuft sie ihren Fortpflan-
zungsstrategien nicht zuwider.

PIPI-PROBLEME MIT
KOSMETISCHEN FOLGEN

Hat Ihnen Ihr Körper trotz all der Sorgfalt, die Sie auf ihn verwenden, doch schon mal einen Streich gespielt? In der unpassendsten Situation überhaupt? Beispielsweise nach einem romantischen Date? Sie kamen, sahen, siegten und hatten mit Hilfe ihrer unterirdischen Klitorisausdehnung endlich mal wieder guten Sex. So gut, dass Sie gleich darauf erschöpft einschliefen und den reinigenden Gang zur Toilette unterließen, mit dem frau grundsätzlich ihre Blase und vor allem die Harnröhre von Orgasmusrückständen reinigen sollte.

Ja, die gibt es tatsächlich, egal ob hetero- oder homosexuell. Denn die omnipräsenten Bakterien werden beim Poppen richtiggehend in die Harnröhre hineinmassiert und festgeklopft, und derjenigen, welche an einem gestressten Immunsystem oder kalten Füßen leidet, heizt eine Blaseninfektion später so richtig ein. Nicht umsonst wird auch von der »Honeymoon-Zystitis« gesprochen, was auf den exzessiv sexuellen Ursprung des Debakels in den Flitterwochen hinweist. Am nächsten Morgen springen Sie also von Bauchschmerz geplagt aus dem Bett und stellen fest, dass Sie sich kaum noch von der Toilette wegbewegen können, so quälend ist der Harndrang. Die jeweiligen Sexgespielen müssen inzwischen bei der Nachbarin klingeln, um ihr Bedürfnis zu erledigen. Wirklich unangenehm und irgendwie auch peinlich.

Aber nicht nur die Sexgöttinnen unter uns sind potenzielle Opfer dieser Erkrankung. Auch der labile Hormonhaushalt der Wechseljährigen begünstigt die Einnistung von Bakterien in der Blase. Und was, wenn frau nun beides ist, heftig verliebt *und* in den Wechseljahren?

Tja, dann hat sie wohl die Arschkarte gezogen – im wahrsten Sinne des Wortes, denn die Übeltäter, die diese schmerzhafte Entzündung hervorrufen, sind Darmbakterien. Zu neunzig Prozent die guten alten Escherichia coli, nach ihrem Entdecker Theodor Escherich benannt und jeder Mutter in Form von heftigen Durchfällen ihres Nachwuchses bekannt. Wenn sie sich in extraterritorialem Gebiet aufhalten, werden die Darmbakterien zu lebensgefährlichen Zeitgenossen, die Hirnhaut- oder Bauchfellentzündungen verursachen können oder eben auch die banale Blasenentzündung der Frau.

Banal? Von wegen! Es kann so wehtun, als hätte sich die Pisse in Salzsäure verwandelt.

Man kann sie sich geradezu bildlich vorstellen, diese widerlichen, kleinen, bakteriellen Bastarde, wie sie ihre Geißeln schwingen und die geplagte Blasenschleimhaut von innen zerfetzen. Denn am zweiten Tag schon pinkelt man Blut. Wenn wir jetzt einen dieser vielfarbigen Teststreifen in den Morgenurin halten, ist es, als betrachteten wir die Farbpalette eines expressionistischen Malermeisters. Rosafarbene, gelbe, grüne und blaue Punkte weisen darauf hin, was mit diesem Körpersaft so alles nicht stimmt. Abgesehen von den Colibakterien und dem Blut finden sich Eiweiß und Zucker und manchmal auch Nitrit. Und diese unvorteilhafte Farbkombination wird den allerletzten Ausschlag geben, nicht das zu tun, was einige Gesundheitsgurus vor Jahren schon anpriesen: ihn zu trinken, den süffigen Morgenurin.

Schon Galenus nippte am morgendlichen Urinschoppen seiner Patienten – allerdings zu diagnostischen Zwecken. Er fand heraus, dass der Urin zuckerkranker Menschen süßer schmeckt als der gesunder. Geradezu ein Muss für alle Schleckermäuler. Die mittelalterliche Frau von Welt hatte die Wahl, den eigenen Urin allmorgendlich einer Harnschau zu unterziehen und sich dabei zwischen zwanzig verschiedenen Harnfarben von Kristallklar, Kamelhaarweiß, Brombeerrot, Fahlgrün bis Schwarz zu entscheiden. Es bietet sich geradezu an, auch heute die Garderobe auf die jeweilige Harnfarbe abzustimmen. Der geschäftstüchtige Kaiser Vespasian belegte schon vor knapp zweitausend Jahren Tuchmacher, die Urin zum Walken von Tüchern sammelten, mit einer eigens erfundenen Urin-Steuer, und er prägte damit das Motto: »Geld stinkt nicht.«

Zottelbärtige Alternativmediziner bestehen allerdings darauf, dass der morgendliche Urin nicht in die Toilette, das Analysegefäß oder die Tuchwalkerei, sondern in den Magen gehört, um chronische Krankheiten zu bekämpfen oder ihnen vorzubeugen. Denjenigen, die sich jetzt begeistert gegenseitig in den Mund pieseln wollen, quasi Sex und Drugs in einer Aktion zu vereinigen bestrebt sind, sei gesagt, dass es aber vor allem der *eigene* Urin ist, der als Stimulans dient.

Und stimuliert werden wir doch alle gerne. Was dem einen das Trinken des Morgenurins ist, ist dem anderen der Einlauf damit. Vor allem für die Analfetischisten ein außergewöhnliches Erlebnis.

Denjenigen, die das Ganze noch mit Argwohn betrachten, sei geraten, es erst mal mit einer äußerlichen Anwendung zu probieren. Die eigene Urinabreibung hilft ganz trefflich gegen Neurodermitis und Akne und nicht zu vergessen die Volkserkrankung Zellulitis. Damit hat sich das Pipi endgültig als universelle Allzweckwaffe für Schönheit und Gesundheit etabliert.

Klar wird auch, warum sämtliche Topmodels behaupten, mindestens drei Liter Wasser am Tag zu trinken. Es liegt nicht daran, dass sie ausreichend Flüssigkeit zu sich nehmen möchten, sondern daran, dass sie mehr Urin ausscheiden wollen, den sie sich gewiss gleich literweise wieder einverleiben. Das hätte man diesen zarten Näschen gar nicht zugetraut. Aber wer schön sein will, muss leiden, und die Wäscheklammer auf der Nase hilft gegen unangenehme Ammoniakdämpfe.

Das eigentlich Hinterhältige an dem Schlamassel einer Blasenentzündung ist also, dass nicht nur der Sex verunmöglicht wird, sondern auch die Anwendung des Harns als hautreinigender und -straffender Balsam. Denn davon sei dringend abgeraten, sich die verkeimte Pisse auf die Pickel zu schmieren, in denen sich dann Theodor Escherichs Freunde im Zwanzigminutentakt vermehren und die Hautunreinheit zum Furunkel auswachsen lassen.

Durch den Verzicht auf den immunabwehrstärkenden, eigennierig gefilterten Zaubertrank fehlt andererseits auch ein wichtiger Baustein zur Erhaltung unserer Körperabwehr, was wiederum die Harnwegsinfektionen begünstigt, was wiederum die Eigenurintherapie verbietet und so weiter und so weiter. Ein Circulus vitiosus, aus dem es kein Entrinnen zu geben scheint.

Das macht die Sache kompliziert, denn trotz Antibiotika kommen die anhänglichen Tierchen gern immer wieder. Jede fünfte Frau zwischen zwanzig und vierundfünfzig Jahren liefert sich einmal jährlich den genitalen Kampf mit den Darmbakterien. Geradezu paranoid werden Schwimmbäder und Toilettensitze gemieden, sogar das Klopapier in öffentlichen Einrichtungen wird zu Unrecht für chronische Pipientzündungen verantwortlich gemacht. Und auch der Ehemann kann laut sexuellem Erklärungsmuster zum Verursacher gestempelt werden. Daher ist für Frauen, die es im Bett lieber ruhig angehen, die Blasenentzündung eine echte argumentative Alternative zur Migräne – noch dazu mit nachhaltigem Schoneffekt: Die empfohlene Abstinenz bis zur Ausheilung beträgt drei bis fünf Tage.

Die geilen Schnittchen aber, denen eine sexuelle Auszeit vorkommt wie eine Null-Kalorien-Diät, und die nach wenigen Stunden bereits verzweifelt ihre Muschi kraulen, sollten viel Sorgfalt auf die Vorbeugung einer Bakterieninvasion ihres Urogenitaltraktes verwenden, damit sie erst gar nicht in diese Bredouille geraten. Das kann auf vielfältige Art und Weise geschehen.

Zunächst sollten Maßnahmen gegen drohende Unterkühlung ergriffen werden. Das wusste bereits Großmutti und beglückte ihre Enkelinnen mit gestrickten Schlüpfern und Wollsocken. Gepriesen sei ihre Weisheit, denn kalte Füße vermindern die Durchblutung der Blase und machen sie anfällig für allerlei Getier. Da aber Strickmoden wieder angesagt sind und Hüfthosen allmählich out, helfen Stulpen an den Füßen und Pullis bis zum Knie auch den Modebewussten unter uns Frauen, ihre goldene Mitte warm zu halten.

Scharfmacher wie Meerrettich und Kapuzinerkresse tun ein Übriges und heizen dem Unterleib tüchtig ein, damit das Blut darin nur so pulsiert. Sie lassen sich bequem im Supermarkt oder im eigenen Balkonkasten ernten. Um die Durchblutung der gefährdeten Region nochmals zu steigern, hat sich auch orientalischer Bauchtanz bewährt. Madonna, Shakira und Beyoncé haben die Wirksamkeit dieser Bewegungen erkannt, die neben Blasengesundheit auch noch ungeteiltes sexuelles Interesse der männlichen Welt verspricht. Nicht von ungefähr vollführen die Sängerinnen diese zuckend-lockenden Körperbewegungen in ihren Musikvideos, und diejenige, die es ihnen nachmacht, wird sich alsbald als locker lasziver Lustweib erleben.

Und dann gibt es da noch die Preiselbeere. Dieses rotbackige Gewächs soll imstande sein, die Übeltäter von der Blasenwand zu lösen, ihre Krallen sozusagen aufzubiegen und den Bakterien den Garaus zu machen. Der Saft dieser Medizinperle ist bitter, und auch ihre domestizierte Variante, die Moosbeere, ist nicht wirklich der Delikatessen eine. Abgesehen von Erster Hilfe bei Blasenentzündung bieten die Beeren auch Erleichterung bei rheumatischen Krankheiten und hohem Cholesterinspiegel, was vor allem Damen im fortgeschrittenen Alter begeistern dürfte. Jüngere Frauen ohne Kinderwunsch sollten sie mit Vorsicht genießen, da laut finnischer Volksdichtung die Jungfrau Marjetta durch den Verzehr einer Preiselbeere im Handumdrehen schwanger wurde.

Und die Männer? Leidet die andere Hälfte der Menschheit niemals unter der Geißel der Escherichia? Tatsächlich haben die Herren den anatomischen Vorteil der langen Harnröhre. Und weil den faulen Bakterien die Aussicht, den unerregten Pimmel bis in die Blase hinauf erklimmen zu müssen, wie die Besteigung der Eigernordwand erscheinen muss, halten sie sich lieber an die kurze und weniger steile weibliche Strecke. Nur im Alter, das sei ein Trost, sorgt die sich vergrößernde Prostata häufiger für Blasenentzündungen beim Manne und damit endlich für ausgleichende Gerechtigkeit.

Aufbaukurs zum

V O L L B L U T W E I B

Nach der bisherigen Lektüre mit Grundwissen in Anatomie ausgestattet, haben Sie sich jetzt hoffentlich in der eigenen Wahrnehmung von der zaghaften Hausfrau zur Krone der Schöpfung gemausert. Als fortgeschrittene Muschibenutzerin dürfen Sie Ihr Wissen nun genießen, und Spaß steht dabei ganz oben auf der Liste. Lustvoll werden Sie die Formen weiblichen Begehrens ausloten und sexuelle Fantasien auf ihre Durchführbarkeit überprüfen. Ein kurzer Überblick über internationale Sexpraktiken sowie über geeignete Masturbationshilfen sollen Sie zur technischen Leiterin der eigenen Lust werden lassen. Die Frage, ob Neurosyphilis (die, wie der Name schon sagt, das Nervensystem befällt) die Kreativität und damit das Popstarpotenzial steigert, sei dabei nur am Rande erörtert. Dafür haben Sie aber auch das Recht, ein Leben ohne Orgasmus zu führen, ganz nach dem Motto: Machen Sie doch, was Sie wollen! Mentale und körperliche Flexibilität sind unabdingbar auf Ihrem Weg zur selbstbestimmten Qualitätsmanagerin in Sachen Lust und Liebe.

BALZ UND BEGEHREN

Frühjahrsmüdigkeit ist doch nur das Ergebnis dickbäuchiger patriarchaler Passivität. Im Grunde ist nichts schärfer als der erste Frühlingsfick!

Betrachtet man das Jahr als zyklisches Geschehen, ist der Frühling die präovulatorische Phase der Natur. Pralle Knospen wölben sich wohlig auf den kargen Winterzweigen, weich und zart, eine Verführung der Natur. Die Säfte steigen in den Gehölzen gleich dem Östrogen im Körper einer Frau. Sie nehmen zu, steigern sich, um endlich mit dem penetranten Pink des frühblühenden Praecox, dem geilen Gelb von Forsythien und wollüstigem Weidengrün in einem universellen Eisprung aufzubrechen.

Vergangen ist die prämenstruelle Herbstdepression, schlecht gelaunt und voll trüber Gedanken. Vorüber auch die langen dunklen Winterabende, die mit Wärmflasche auf dem Bauch dem Sofa gehörten. Im Zyklus der Jahreszeiten ist der Frühling ein fruchtbares Wunderkind. Alles scheint möglich. Eine Zeit voller Versprechen und Erwartungen, voller Möglichkeiten und Spannung steht bevor. Pollen fliegen durch die Luft, ein Niesen und Lachen allüberall, und wir fragen uns mit einem Kribbeln unter der Haut: Was wird als Nächstes passieren? Oder auch: Wann wird es das nächste Mal passieren? Denn die Libido ist erwacht.

Es ist schwer, an irgendetwas anderes zu denken. Man sieht sie quasi vor sich, die beiden weißen Kaninchen, wie sie sich auf einem Teppich moosiger Rasens begeistert begatten. Und es erscheint weder anrüchig noch obszön, sondern

folgerichtig, dass sie dies im Dunstkreis des Osterfestes tun.
Warum wohl wären die Karnickel zum Osterhasen mutiert
und brächten viele bunte kleine Eierchen, wenn nicht, um der
Fruchtbarkeit der Erde zu huldigen, ein zugegebenermaßen
recht heidnisches, aber durchaus anregendes Ritual.

Stellt sich nur – mal wieder – das Problem, dass Männer
und Frauen eine sehr unterschiedliche Sexualität besitzen.
Während die Männer – noch in Winterpantoffeln – sich in
zielgerichteter Praxis um den Vollzug wöchentlich getakteten
Geschlechtsverkehrs bemühen, lieben wir Frauen das Spiele-
rische an der Sache, den Flirt im Café, die prickelnde Erotik.
Der Frühling ist unsere Jahreszeit.

Hingebungsvoll legt sich die ein oder andere ins Solarium,
genießt das allmähliche Tönen der Hautschichten, das fieber-
hafte Warten auf den magischen Moment, in dem die Hüllen
fallen und man endlich wieder Bein zeigen kann, rote Zehen-
nägel in Sandaletten und später, tatsächlich, die freie Schulter.
Der Frühling ist das Vorspiel des Sommers. Und wir Frauen
stehen halt aufs Vorspiel.

Während die zurückgekehrten Vögel wieder singen und die
Bienen summen, können Sie die Augen in der sanften Früh-
lingssonne schließen und Ihren Fantasien nachhängen. Vielleicht ist es das Schäferstündchen mit dem Sportlehrer der
Tochter oder nur die Vorstellung von Schlachterhänden auf der
eigenen Hüfte. Viele Frauen denken auch an Sex mit einer Frau,
der Freundin oder der Fremden gar, an ein langsames Umkrei-
sen und erotisches Sich-Annähern. Auch die Älteren träumen
von knackigen Pos oder weichen großen Brüsten. Schämen Sie
sich nicht dieser lüsternen Gedanken, sondern deuten Sie sie
als Ausdruck eines vor Begehren geschwollenen Geistes.

Denn was, so haben wir bisher gelernt, ist das wichtigste Organ in der Sexualität der Frau? Genau, ihr Gehirn!

In komplexen Schaltkreisen sind die sogenannten primären und sekundären Geschlechtsorgane an Gedanken und Gefühle gekoppelt. Und der Schalter ist gar nicht so schwer zu bedienen. Vor allem nicht, wenn die ganze Welt vor Lust erbebt.

Es reichen schon simple Dinge, um die Libido anzuregen: Bei manchen Frauen steigt die Lust auf Sex mit dem Ehegatten im selben Moment, in dem er sich anbietet, den Mülleimer runterzutragen. Bei anderen tut es das mitgebrachte Sushi, und wieder andere brauchen einfach nur eine liebevolle Nackenmassage oder ein offenes Wort. Die Welt ist voll von persönlichen Aphrodisiaka. Es kann eine Fremdsprache sein, die das Paar nur zwischen den Laken verwendet, obszöne Ausrufe oder kindliche Tönchen. Musik wirkt ebenfalls Lust fördernd, und nicht wenige Verliebte haben bereits die Auswirkungen des Boleros auf ihr Sexualerlebnis getestet.

Die größte Leidenschaft erleben Frauen allerdings, wenn die Hormone kurz vor dem Eisprung ihren Höhepunkt erreicht haben. Leider, so beklagen sich häufig die Männer, hält dieser notgeile Zustand meist nur ein, zwei Tage an. Der Frühling hingegen, die sinnlich spürbare Metapher sexuellen Erwachens, erstreckt sich über drei Monate. Zweiundneunzig Tage des Begehrens und der Balz. Im Tierreich lässt es sich auch kaum eine Art darauf ankommen, dass die fruchtbare Zeit ungenutzt verstreicht. Pfaue prahlen mit schillerndem Fächer, Feldlerchenmännchen vollführen halsbrecherische Schauflüge, andere trällern und zwitschern helle Liebesweisen, wenn sie Lust aufs Vögeln haben. Die Frösche hingegen quaken um die Wette, auch bei ihnen kann nur der ausdauerndste Bewerber sein Weibchen erregen.

Wenn Ihr Partner also fragt, was Sie am Wochenende unternehmen wollen, rate ich dringend zu einem langen Spaziergang

in freier Natur. Lassen Sie sich inspirieren von der drallen Far-
bigkeit und dem verführerischen Duft des Frühlings. Fühlen
Sie die Säfte steigen und werfen Sie Ihren Zykluskalender in
den Müll. Und wundern Sie sich nicht, wenn der Geliebte
plötzlich an Ihrem Ohrläppchen oder einer Ihrer anderen erogenen Zone knabbert und träumerisch zwitschert: »Veronica,
der Spargel wächst.«

WAHRHEIT ODER PFLICHT –
DAS ORGASMUSDILEMMA

Kennen Sie sie überhaupt, die Landkarte Ihrer Lust? Die Hauptstraßen, auf denen Ihnen so richtig einer abgeht? Oder verläuft sich Ihr sexuelles Dasein eher in den Nebenstraßen?

Gut zu wissen, dass, wenn Gehirn und Gemüt erst in Stimmung sind, der weibliche Körper mehr als eine Möglichkeit bietet, die verschiedensten Formen von Erregung zu empfinden. Wollte man alle Körperregionen aufzählen, die von Frauen als erogene Zonen angegeben werden, dann wäre die Liste lang. Abgesehen von den Standardtriggerpunkten wie Nippel und Klit, findet sich da vor allem die Haut mit ihrer sensitiven Oberfläche. In einem Quadratzentimeter befinden sich etwa 5000 Sinneszellen und vier Meter an Nervenbahnen, wobei die Dichte der Nervenenden von Zone zu Zone sehr unterschiedlich sein kann. Mit einer Ausdehnung von 1,6 Quadratmetern ist die Haut also das größte Lustorgan der Frau. Seien es die Unterarminnenseite, die Zehenzwischenräume oder die Achselhöhle, die Kniekehle, die Ellbeuge, die Zone hinter den Ohren, wo noch keine Haare wachsen, eine bestimmte Stelle zwischen den Schulterblättern oder die Falte unter den Pobacken, unsere Oberfläche ist ein wahres Sensibelchen. Deshalb wollen wir manchmal einfach nur gestreichelt werden und überall am Körper ein Paar warme Hände spüren, langsame Lust erleben, die wie ein Windhauch über uns hinwegstreicht. Es gibt Frauen, denen das allein schon genügt. Erotik pur. Auch wenn im Fernsehen und in den Illustrierten das Gegenteil behauptet und immer wieder der Supersex beschworen wird. Wenn weiterhin die neuesten

asiatischen Nahkampftechniken fürs Bett, arabischer Analverkehr oder amerikanische Sadomaso-Praktiken angepriesen
werden, geschieht dies alles nicht im Zuge der Völkerverstän-
digung, sondern auf der Jagd nach dem nächsten Orgasmus.
Glaubt man den Umfragen, dann erlebten jedoch nur zwei
Drittel aller Frauen beim letzten Sexualverkehr einen Höhepunkt. Und ein Drittel hatte das Nachsehen. So negativ wird
es zumindest vermittelt.

Aber es gibt auch Umfragen, die sich diesem Orgasmus-
Hype widersetzen, die dieser Religion der stöhnenden Zuckun-
gen nicht huldigen, die, im Gegenteil, von Frauen künden,
welche sich zurücklehnen und genüsslich über ihren Bauch-
nabel streichen. Es sind dies die Orgasmusverweigerinnen.
Zumeist Frauen, die der Meinung sind, dem Orgasmus werde
viel zu viel Aufmerksamkeit zuteil. Frauen, denen psychische
Stimulation wichtiger ist, oder solche, die keine Lust mehr
haben, diesem angeblich so einmaligen Erlebnis hinterherzu-
hecheln wie eine läufige Hündin. Es gebe andere Arten der
Erregung, die länger anhaltende und damit befriedigendere
Lust verschaffen können, meinen sie.

Und irgendwie haben sie ja Recht. Denn was ist schöner,
als diesen ganzen sexuellen Leistungsdruck abzuschütteln
und in Ruhe keinen Orgasmus zu haben? Genau:

Wenn der Partner auch keinen Orgasmus hat. Denn gemeinsame Erlebnisse schweißen bekanntlich zusammen.

Aber gemeinsam keinen Orgasmus zu haben, ist gar nicht
so einfach. Kommt der Partner erst mal so richtig in Fahrt,
ist meist kein Halten mehr. Von einem vorgetäuschten Orgasmus auf Seiten der Männer hört man nur in Ausnahmefäl-
len, wenn sie unter extremem sexuellen Leistungsdruck leiden. Sind sie aber mit Spaß dabei, wollen sie ihre Potenz nur
ungern verschenken. Sie ziehen den Akt mehr oder weniger

zügig durch und fragen manchmal erst im Nachhinein: »Und
wie war's für dich, mein Schatz?«

Diejenige, die solche Situationen nicht mehr erleben will,
muss entweder den Liebhaber wechseln oder aber den Orgasmus interruptus praktizieren. Wie das geht? Na, das wissen
wir doch alle: Manchmal reicht ein leichtes Naserümpfen, und
der Mann ist irritiert. Die ganze Pracht fällt in sich zusammen, und der Höhepunkt schwindet dahin wie der Gipfel des
Kilimandscharo im diesigen Nebel der Frustration. Sehr zu
empfehlen ist auch das langsam sich steigernde Kichern oder
das plötzlich herausplatzende Lachen. Da kann kaum eine
Erektion widerstehen.

Wer ein strafendes Element einbauen will, weil sich der
Freund unsensibel verhalten hat, der drückt ein wenig auf
die Tränendrüsen. Große Krokodilstränen machen zusätzlich zum ausbleibenden Orgasmus auch noch ein schlechtes
Gewissen. Wollen Sie sich für einen Fehltritt rächen und
nonverbal die Zähne zeigen, dann bekommen Sie am besten einfach einen heftigen Hustenanfall, während er noch
zugange ist. Bei diesem Zupacken der Beckenbodenmusku-
latur ist seine Lust dann schnell vorbei, und er zieht den
gequetschten Schwanz ein, als sei er von der Tarantel gebis-
sen.

Wer es allerdings subtiler mag und die Angelegenheit gern
auf einem höheren Niveau abwickeln möchte, fängt einfach
an, über den Exfreund zu plaudern. Vergleiche machen sich
dabei besonders gut. Die hinterhältigste Form besteht allerdings darin, durchblicken zu lassen, dass man bezüglich seiner Seitensprünge auf dem Laufenden ist.

Sollten Sie Ihrem Partner jedoch den einsamen Orgasmus
gönnen, stehen Sie vor einem ganz anderen Problem. Die Fra-

ge ist nicht mehr, haben oder nicht haben, sondern: vortäuschen oder nicht?

Eine Frage von nahezu philosophischen Ausmaßen, mit direkten Auswirkungen auf Ihr soziales Umfeld, will heißen: Ihre Ehe, Beziehung oder Ihren One-Night-Stand. Ich möchte hier nicht weiter auf die Vorteile eines vorgetäuschten Orgasmus eingehen, die in Form von regelmäßigen Essenseinladungen, gemeinsamen Kindern oder teuren Handtaschen auftreten können. Ich möchte nur diejenigen, die eine schauspielerische Darbietung in Betracht ziehen, darauf hinweisen, dass der Orgasmus ein feststehender Begriff ist, dessen Ablauf das Forscherpaar William Masters und Virginia Johnson bereits in den sechziger Jahren folgendermaßen definierte:

Erregungsphase – Plateauphase – Orgasmus – Regenerationsphase.

Beginnen wir mit der Erregungsphase. Medizinisch gesehen steigt der Blutdruck, und die Herz- und Atemfrequenz nimmt zu. Nun sollten Sie allerdings nicht auf wildes Hecheln verfallen, man würde Ihnen psychopathische Züge andichten. Es reicht, wenn Sie tief durchatmen und sich auf die Unterlippe beißen.

Die Plateauphase ist die Zeit der sich konsolidierenden Erregung. Sie dürfen nun gerne ein wenig nachlegen, sich durch die Haare fahren, sie sich raufen. Auch kommen schlängelnde Körperbewegungen und leises Tongeben immer gut. Was die Töne angeht, darf es ein sich steigerndes Wimmern, aber durchaus auch ein schön glitschiges Stöhnen sein.

Den Orgasmus selbst sollten Sie nicht allzu sehr übertreiben. Bei Frauen setzt währenddessen tatsächlich ein Teil des Großhirns aus, aber gebärden Sie sich nicht wie eine Wahnsinnige! Das Stöhnen kann bezüglich Lautstärke und Frequenz intensiviert werden, und wippende oder zuckende Bewegungen mit dem Unterleib, ganz locker aus der Hüfte raus, verstärken den Eindruck der Orgasmuskontraktionen. Wer kann, darf rhythmisch den Beckenboden anspannen, das wirkt ganz besonders authentisch, und Authentizität ist heutzutage neben Sex das meistbenutzte Wort in der Beschreibung einer Persönlichkeit. Und die haben heutzutage doch alle gern: Persönlichkeit. Ob Orgasmus-Verweigerin oder -Vortäuscherin.

Die Regenerationsphase darf aber auch nicht zu kurz kommen, denn nun können Sie Ihre Kuscheleinheiten absahnen. Also tief durchatmen, selig lächeln, sich in die Kuhle zwischen Latissimus- und Brustmuskel unter der männlichen Achsel graben und lange und ausgiebig seufzen.

Das klingt nun alles nach Happy End, aber weit gefehlt. Es gibt da noch ein Problem, welches sich im Zusammenhang mit dem viel besprochenen Orgasmus stellen kann: das Unterdrücken desselben. Lachen Sie nicht!

Die typische Orgasmus-Unterdrückerin ist eine junge, extrem sensible, um nicht zu sagen überempfindliche, scheue Blume, die sich ihrer Empfindungen schämt, welche sie schnell und unkontrollierbar überkommen. Sie schafft es aber nicht, den Orgasmus zu stoppen, sosehr sie sich bemüht, denn ihre leichte Entflammbarkeit steht in krassem Gegensatz zu ihren Moralvorstellungen.

Wenn sie also im spitzenbesetzten Laura-Ashley-Kleid das erste Date im Kino hat, sitzt sie im Dunkeln, und Erwartung und Furcht pulsieren gleichermaßen durch ihren Körper. Auf der Leinwand treffen sich weiche Lippen zu einem langen Kuss, so einem, von dem sie schon immer geträumt hat. Sie spürt eine verhängnisvolle Feuchte zwischen den Beinen und wagt kaum zu atmen, denn er sitzt neben ihr, der Märchenprinz, und vielleicht, vielleicht werden ihre Träume heute wahr. Sie ist also eine äußerst fantasievolle Dame, der es zum Verhängnis wird, dass sich weibliche Sexualität zum Großteil im Gehirn abspielt. Und während sie wider Willen vor Erregung zu zittern beginnt, wenn der Held seine Geliebte in seine Arme zieht und aufs Bett drückt, und sich just in diesem Moment die schüchterne Hand ihres Begleiters auf ihr Knie legt, geht es wie ein elektrischer Schlag durch ihren Körper, und die Anspannung löst sich in einer kurzen, warmen Kontraktion des Unterleibs.

Da war er schon, der vorzeitige Höhepunkt, man könnte gar von einem Orgasmus praecox sprechen.

Nun, sie sitzt ja im Dunkeln, denkt man, und hat

– erstens nicht mit ihrem eigenen schlechten Gewissen gerechnet und

– zweitens nicht bedacht, dass sie danach noch etwas trinken oder essen geht mit ihrem Freund.

Er wird sie einladen und gut abfüllen, denn er will ihn ja auch, den Orgasmus, nur hat er nicht mitbekommen, dass sie schon vor ihm über die Ziellinie ging. Er soll es auch gar nicht, wenn es nach ihr geht. Deshalb sollte sie schon mal ein paar Ausreden parat haben.

Wenn er sie danach im Restaurant seltsam ansieht und ihren Sexflush wahrnimmt, diese hellrote Hautfärbung an Hals und Dekolleté, dann kann sie ihm beispielsweise erzählen, sie litte an einer Alkoholallergie. An einer Art Überempfindlichkeit gegen die darin enthaltenen Histamine, die diesen kurzfristig auftretenden und rasch wieder abklingenden Hautausschlag hervorrufen.

Wenn er ihren gesteigerten postorgasmischen Appetit bemerkt, erklärt sie ihm einfach, sie habe vor Aufregung wegen des Dates mit ihm den ganzen Tag nichts essen können. Er wird geschmeichelt sein und ihr das sofort abnehmen.

Wenn er sie darauf anspricht, warum sie zwischendurch so zappelig war, sagt sie ihm einfach, ihr Steißbein sei eingeschlafen, das passiere ihr häufig, und sie mache dann jedes Mal Gymnastikbewegungen, die ihre Hüftmuskulatur entspannen.

So ein heimlich erlebter, verschämter Kurzorgasmus kann einem nicht nur im Kino passieren, sondern auch bei einer längeren Autofahrt auf dem Beifahrersitz, angeregt von der Motorenvibration. Er kann durch eine volle Harnblase begünstigt durch das Benutzen des Jacuzzis im Hallenbad oder während einer Mountainbiketour über lange Schotterpisten ausgelöst werden. Auch Reiten und Motorradfahren stimulieren hochgradig, was schon unsere Vorväter wussten oder ahnten und uns Frauen deshalb all dies verbieten wollten.

Nun haben wir uns aber emanzipiert, und nur die empfindsamsten Damen »leiden« wirklich unter diesem Phänomen.

Vielleicht hilft ihnen die tägliche kalte Dusche kombiniert mit einer Bürstenmassage – und in der Situation selbst ein heftiges Zwicken in die vordere Nasenscheidewand, das einem die Tränen in die Augen treibt und die Genitalien vertrocknen lässt. Am allerbesten aber hilft es gewiss, der Lust nachzugeben, etwas derber ausgedrückt: endlich den Prinzen zu besteigen und nicht das Pferd und ihn so lange zu reiten, bis die Empfindlichkeit abgerieben ist.

ANALSEX IM RASTSTÄTTENKLO

Die Autobahnraststätten sind auch nicht mehr das, was sie einmal waren. Zumindest ihre Toiletten. Wenn einen früher zwischen dem Kreuz Rendsburg im hohen Norden und dem Inntal-Dreieck im Süden ein natürliches Bedürfnis überkam, tat man gut daran, ausgerüstet mit einem Desinfektionstuch, einer Packung Kleenex und einem alten Paar OP-Überschuhe in die Tiefen des Raststättenkellers zu steigen, um die Autobahntoilette aufzusuchen. Heutzutage ist das kein Abenteuer mehr. Verweht ist er, der Duft der großen weiten Welt. Man tritt ein in eine Halle der Harmonie.

Ganz an den gegenwärtigen Wellnesstrend angelehnt durchströmt mildes, indirektes Licht die fröhlich kubistisch gekachelten Räume. Die Luft duftet penetrant nach exotischen Pflanzen, und eine getragene Melodie aus elektronischen tibetanischen Mönchskehlen rieselt auf die Nutzerin herab, hin und wieder unterbrochen durch Vogelgezwitscher. Die Seife riecht nach Lotus oder Lavendel und bleibt mit einem Hauch Aloe Vera pflegend an den Fingern haften. Ein Wunder, dass die Toilettensitze nicht gepolstert und mit zurückklappbaren Lehnen ausgestattet sind, um eine Rücken- oder Gesäßmassage zu ermöglichen. Dafür reinigen sie sich selbst wie von Zauberhand, mit reichlich wässrigem Desinfektionsmittel, und blinken freundlich und Vertrauen erweckend grün, wenn wieder gefahrlos benutzbar. Das veraltete Autobahnklo-Survival-Kit bleibt in der Handtasche. In einer solch entspannten Atmosphäre lässt es sich ganz vortrefflich scheißen.

Keine ermüdende Kniebeugenhaltung, den blanken Hintern in sicherem Abstand über der Klobrille balancierend, den Blick durch die Oberschenkel fest auf die tropfenförmigen Urinspuren der Vorgängerin geheftet, um jeglichen Hautkontakt zu vermeiden. Kein panisches Muskelzittern, wenn das verdaute Frühstücksbrötchen sich nur ganz allmählich aus den Darmgängen wälzt, die Oberschenkel zu ermüden drohen, denn die Skigymnastik ist schon einige Monate vorbei. Keine sich allmählich nässenden Achselhöhlen mehr und keine Angst, man könne zusammenbrechen über diesem scheußlichen Abort und seinen Unterleib den gesammelten Keimen eines ganzen Autobahntoilettentages aussetzen. Sich die bleichen Gesäßbacken womöglich mit anderer Leute Kot beschmieren ...

Nein. Man darf eine der wahren Errungenschaften des Fortschrittes erleben: Mit entspannt über den Toilettensitz quellendem Hintern in Ruhe pressen und dabei sanfte Melodien mitsummen. Wunschloses Glück für Hirn und Hintern.

Denn es sind in der Tat wohlige Glücksgefühle, welche die meisten Menschen durchströmen, haben sie nur endlich erfolgreich ihr großes Geschäft gemacht. Vielen ist ein guter Start in den Tag vermasselt, wenn sie nicht nach der ersten oder zweiten Tasse Kaffee einen ordentlichen Haufen in die Toilettenschüssel setzen. Dabei spielt weniger das Gefühl eine Rolle, eine körperliche Großtat vollbracht zu haben, als die Erregung feinster Nervenenden in Darmschleimhaut und Schließmuskulatur.

Diese Stimulation, wenn in umgekehrter Richtung ausgeführt, also wenn ein Gegenstand eingeführt und nicht herausbefördert wird, kann im besten Falle zu sexueller Erregung bis hin zum Höhepunkt führen. Eine feine Sache, dieser Analverkehr, für Orgasmusjägerinnen ein Muss.

Diese auch als »griechische Liebe« bezeichnete Sexual-praktik erfreut sich heutzutage in Deutschland zunehmen-der Beliebtheit. Im Mittelalter noch als Perversität und »die stumme Sünde« oder »Laster wider die Natur« bezeichnet, wurde Analsex unter anderem lange als homosexuelle Praktik abgewertet oder zur Vermeidung von Schwangerschaften nur heimlich im Ehegemach praktiziert. Kein Wunder, denn in den USA stand er in einigen Staaten bis ins Jahr 2003 unter Strafe. Da machten sich die Japaner schon früher locker; seit 1880 muss sich keine »Analita« mehr verstecken, das soge-nannte Sodomiegesetz existiert seitdem nicht mehr. Im Iran steht auf Analsex unter Männern noch immer die Todesstrafe, erstaunlich nur, dass er zwischen Mann und Frau straffrei bleibt!

Diese Vorliebe, die unseren Eltern im Kultfilm *Der letzte Tango in Paris* noch als Skandal erschien, füllt in den letz-ten Jahren seitenweise literarische Belletristik und Biogra-fien. Ob der *Arschficksong* von Sido oder Charlotte Roches *Feuchtgebiete*, das Thema macht Furore. Out ist, wer es noch *nicht* probiert oder zumindest darüber fantasiert hat. Einer Umfrage zufolge haben tatsächlich mehr als vierzig Prozent der weiblichen Bevölkerung schon Erfahrungen mit Analver-kehr gemacht.

Es ist eine durchaus verwirrende Sache für diejenige, die es gewohnt ist, dem Sexualpartner ins Gesicht zu sehen. Alles läuft irgendwie verdreht. Der Partner nähert sich von hin-ten, und die Körperöffnung, die bisher nur zum Ausscheiden benutzt wurde, soll plötzlich als Eintrittspforte zum Super-orgasmus fungieren. Da ist mentale Flexibilität gefragt und auch Entdeckerfreude. Wundern Sie sich nicht, wenn mit einem Mal jemand Ihre Hämorrhoiden krault und Ihnen zärtlich in den Nacken bläst. Spüren Sie dann noch einen feuchten Klecks Gleitgel auf der Rosette, ist das eine eindeutige Einladung, es auf »Griechisch« zu tun.

Aber keine Angst, Analverkehr kann für Frauen durchaus lustvoll sein. Ein sanfter Finger, der streichelt und drückt, kann die extrem empfindliche Analregion stimulieren, und auch die als Anilingus bekannte »Leck-mich-am-Arsch«-Variante sorgt weniger für zornige, denn für sexuelle Erregung. Ist dann der Schließmuskel erfolgreich penetriert, sei es mittels Penis oder auch Dildo, kann es durch den Druck auf die Darmwand zu einer indirekten Stimulation des im hinteren Scheidengewölbe lokalisierten erogenen A-Punktes kommen. Ob dies allerdings zutrifft und nicht nur eine pseudomedizinische Hypothese als Entsprechung der bei den Männern beliebten Prostatastimulation ist, die aus gleichstellungspolitischen Überlegungen lanciert wurde, sei dahingestellt. Denn ist es nicht wieder die Frau, die keine andere Wahl hat, als den passiven Teil zu übernehmen?

Nein, rufen triumphierend die umfassend informierten Feministinnen aus. Es gibt doch das *Pegging*! Bei dieser Variante des von Frauen- und Heteropaaren praktizierten Analverkehrs übernimmt die Frau den aktiven Part. Sie schnallt sich ihren Dildo um und begattet damit anal ihren Partner oder ihre Partnerin. Eine sexuelle Revolution!

Aber bevor es so weit kommt, ist da noch die Kirche. Jaja, Ihr gläubigen Schäflein, dort droht der schwarz gewandete Hirte, wer die »verkehrte Form« von Beischlaf praktiziert, kommt in die Hölle. Zumindest ist Analsex in den Augen der katholischen Kirche eine Sünde. Denn Sex zu haben diene allein der Kinderzeugung zwischen Ehepartnern, betonen ihre Vertreter gerne, nicht etwa der lustvollen Befriedigung tierischer Bedürfnisse. Was den Mensch vom Tier unterscheide, sei seine Moral, vorzugsweise die christliche, und so habe er sich bitte auch zu verhalten.

Unrecht haben sie gar nicht so sehr, die ehrenwerten Kirchenväter. Denn in der Tierwelt und vor allem unter unseren evolutionären Vorfahren ist Analverkehr nicht unbekannt. Die Bonobo-Affen, die für alle möglichen sexuellen Praktiken offen sind, praktizieren Analsex ebenso wie die Makaken. Bei Pavianen gehört diese Art der sexuellen Begattung auch unter Männchen zum Begrüßungsritual. Es ist sozusagen eine andere Form des Sich-die-Hand-Gebens.

Doch alles will gelernt sein, auch solch antike Liebespraktik. Eine große Tube Gleitgel und zahlreiche Kondome sowie eine ordentliche Portion Vertrauen und die Gabe, sich wirklich zu entspannen und fallen zu lassen, sind unabdingbar. Die gläubigen Katholiken sollten sich vielleicht noch einen Rosenkranz neben das Bett legen, um in der geläuterten, postkoitalen Phase einige Runden Perlenzählen zu absolvieren. Man zieht sich ja nicht gerne den Zorn Gottes zu. Die Ökofreaks können sich ebenfalls entspannt zurücklehnen – oder besser doch vorbeugen: Seit einiger Zeit gibt es ein pflanzliches Entkrampfungsspray mit Gleiteffekt für biodynamisch entspannten Analsex.

Die harmonische Atmosphäre ist aber eine der wichtigsten Voraussetzungen überhaupt. Kein Wunder, dass sich die schwulen Vorreiter in Sachen Analsex, hätten sie die Wahl, als optimale Begegnungsstätte den Ort der stilvollsten Darmentleerungen jenseits der Windel aussuchen würden: die hygienisch saubere, moderne Autobahnraststättentoilette.

LUST AUF EIN SPIELCHEN?

Marquis de Sade hätte ebenfalls seine Freude daran gehabt. Er propagierte Analsex auch mit Frauen; war er vielleicht, anders als bisher gedacht, ein fortschrittlicher, liberaler Frauenversteher? Könnte man meinen – aber nur, wenn man über Vergewaltigungen und sexuellen Missbrauch, Auspeitschen und Hinrichtungen in seinen Büchern hinwegsieht. Er hatte Fantasie, der Mann, und was für eine: nichts für zarte Gemüter. Aber einige seiner Vorstellungen, beispielsweise die vom gegenseitigen sexuellen Gebrauch, der Entkriminalisierung von Bi-, Homosexualität und Abtreibung, der Ablehnung von Jungfräulichkeit und ehelicher Treue, könnte man die nicht als prophetischen Feminismus bezeichnen? Heute bringen einen Provokationen à la Sade jedenfalls nicht mehr in die Bastille, sondern ins Feuilleton.

Heute können die Frauen Sex haben, mit wem und wie häufig sie wollen, ohne gleich mit Schwangerschaft oder gesellschaftlicher Ächtung rechnen zu müssen. Sie dürfen Frauen lieben und »heiraten« und sind angehalten, im Zuge der Verständigung zwischen Mann und Frau über sexuelle Vorlieben und Fantasien zu sprechen. In diesem Zusammenhang wundert es nicht, dass auch die nach dem Marquis und dem österreichischen Schriftsteller Leopold von Sacher-Masoch benannte sexuelle Spielart, der Sadomasochismus, zunehmend öffentlich thematisiert wird. Die *Bild-Zeitung* titelte bereits im Jahr 2000: »Die letzten Geheimnisse des Sex«, und wir müssen wohl damit rechnen, dass sich bald führende Politiker bekennen: Ich steh auf S/M, und das ist auch gut so.

Und alle werden verständnisvoll nicken.

Wird aber auch langsam Zeit. Denn tatsächlich ist diese sexuelle Praktik nichts Neues. Bereits im sechsten Jahrhundert vor Christus wurde beim Liebesspiel geprügelt, wie verblüffte Archäologen angesichts eines etruskischen Grabes in Italien feststellen mussten. Auch das Kamasutra gibt Auskunft darüber, welche Schläge im Liebesspiel zulässig und welches die bevorzugten Körpertrefferzonen seien sowie welche Töne der oder die verzückte Gezüchtigte dann von sich geben dürfe: Es sind dies der Kopf, die Busenfurche, der Rücken, die Schamgegend und die Seiten einer Frau. Der Erfolg dieser indischen Liebesschläge zeigt sich, wenn die so Gezüchtigte wie eine Wachtel oder ein Flamingo zu schreien beginnt.

Niemand wundert sich heutzutage mehr über gepiercte Zungen oder Ringe in den Brustwarzen. Frühere Symbole der SM-Zugehörigkeit wie »der Ring der O«, der aussieht wie eine Ringschelle, werden nun von führenden Designern als Modeschmuck vertrieben, und die mit Tigerimitat gepolsterten Handschellen gibt es sicherlich bald auch bei ALDI zu kaufen. Bondage-Anleitungen findet man mühelos im Internet, und szenische Demonstrationen, bei denen ledergekleidete Frauen sich an Andreaskreuze fesseln und halb nackte Hünen sich am Hundehalsband führen lassen, auf diversen Straßenfesten. So ist sie geweckt, die schaudernde Neugier, und man fragt sich, was es denn wirklich so auf sich hat mit dem Lustschmerz.

Das Spannende an der Sache ist das Rollenspiel und damit die Änderung des Machtgefälles. Aus einer vor dem Grundgesetz gleichberechtigten Position begibt sich einer der Mitspieler an die Spitze. Der andere harret der Dinge, die da kommen.

Top oder Flop, mag man denken, in Abwandlung der Frage, ob die Rolle »Top« oder die Rolle »Bottom« bevorzugt wird. Wer nicht oben sitzt, der hat den Schwarzen Peter gezogen? Weit gefehlt. Umfragen zufolge gibt es viele Menschen, die sich gerne mal ein wenig dominieren lassen, und das sind nicht immer nur die Herren Manager. Auch fünf bis fünfundzwanzig Prozent aller Frauen greifen gern hin und wieder zu Handschellen. Andere hantieren lieber mit dem Flogger. Das ist kein Staubwischmop, sondern eine weiche Lederpeitsche. Auch der Elektroschocker, das Paddel, verschiedene Ketten und gezackte Metallräder kommen in diesen Spielen zum Einsatz.

Ist eine Domina also die wahrhaft emanzipierte Frau?

Tatsächlich bietet der Sadomasochismus erhebliche Vorteile für die Damenwelt. Zum einen kann er, wie gesagt, aus einem bösen Chef den gefügigen Sklaven machen und uns das sexuelle Zepter in die Hand legen. Zum zweiten läuft hier, anders als bei den stürmischen Blümchensexvarianten, alles nach Plan. Keiner fällt einfach über einen her und reißt einem hektisch im Fahrstuhl die Bluse vom Leib. Kaum zu glauben, aber wahr: in einem vorbereitenden Sexmeeting wird genau erörtert, was gespielt wird, mit welchem Spielzeug und wer das Sagen hat. Es wird ein Codewort oder ein anderes Signal vereinbart, mit dem die Spielhandlung von jedem der Teilnehmer gestoppt werden kann, auch wenn Mund oder Augen verbunden sind, die Hände in Fäustlingen stecken und man kopfüber von der Decke hängt.

Außerdem kommt man in vielen Fällen vor lauter Maskerade gar nicht zum Vögeln. Das heißt, keine Angst vor Schwangerschaft, vor AIDS, und keine hormonellen oder andere Verhütungsmittel.

Nimmt man all diese Punkte zusammen, ist Sadomasochismus die sicherste sexuelle Variante, die wir Frauen neben der Abstinenz überhaupt praktizieren können!

Und sie ist auch gar nicht so unromantisch, wie wir uns das immer vorstellen. Denn was ist gemütlicher, als beim Schein von einem Dutzend Kerzen nebeneinanderzuliegen und sich gegenseitig das bunte Wachs auf den bloßen Rücken tropfen zu lassen?

Wird das Leben ohnehin von Sachzwängen, Vorgesetzten und Kollegen dominiert, bietet sich hier nun die Möglichkeit, endlich in ein paar Lackstiefel zu steigen und nach unten zu treten. Dabei gibt es unterschiedliche Möglichkeiten, sich zu positionieren. Entweder entscheiden wir uns für ein Dasein als professionelle Domina, dann bekommen wir sogar noch Geld dafür, dass wir andere schikanieren. Oder wir bleiben doch lieber in den eigenen vier Wänden und ziehen und zerren ein wenig am eigenen Ehemann herum. Dann sind wir womöglich weiterhin finanziell von ihm abhängig und werden statt als Domina nur als Domse bezeichnet. Welch üble Verballhornung dieser so wohlklingenden Titulierung!

Wir müssen uns also entscheiden. Auf der einen Seite die Domina mit der Reitgerte in der Hand und auf der anderen die Domse mit dem Schrubber. Wie auch immer, um diesen Traumjob gut ausfüllen zu können, sind einige Fähigkeiten und Qualifikationen unverzichtbar. Detailwissen in Anatomie ist vor allem wichtig, um nicht lebenswichtige Nerven in den Daumenschrauben zu quetschen oder an der falschen Stelle des Halses zu fest zu strangulieren. Kenntnisse in Physik sind von Vorteil, um die Hebelwirkung von Stöcken und Zugvorrichtungen einzuschätzen, und Psychologie ist unabdingbar, um einfühlsam mit dem geknebelten Partner oder der Partnerin zu sprechen. Aus diesem Grunde sind Ärzte, Metzger, Handwerker oder Seelenklempner bestimmt die idealen Spielgefährten.

Und seien wir mal ehrlich: Wir spielen doch alle gern. Besonders Kinder sind am Rollenspiel interessiert und neugierig auf alles und jedes. Man denke nur an die Doktorspiele unter den mit Bettdecken behängten Tischen. An Blinde Kuh und an die Indianerspiele, inklusive Fesselung am Marterpfahl. Lachen, kreischendes Entzücken, atemlose Begeisterung allüberall.

Was spricht also dagegen, in ein hübsches Hausmädchenkostüm zu schlüpfen und dem Männe mit dem Teppichklopfer den Hintern zu versohlen? Sich anschließend mit einem Feinschmeckermenü bezahlen zu lassen, um dann, endlich, lachend und kichernd und emotional gefestigt ins Bett zu fallen und so richtig zu vögeln, guten alten Blümchensex zu genießen, vielleicht er diesmal wieder *on top*?

EIN BISSCHEN BI SCHADET NIE

Frustrierte heterosexuelle Single-Frauen mögen es bedauern, dass die Hälfte der Menschheit, nämlich die anderen Frauen, ihnen auf sexuellem Gebiet nicht Erleichterung verschaffen kann. Aber was spricht eigentlich dagegen, in Ermangelung eines Partners oder Ehemanns mal ganz gepflegt mit der besten Freundin zu bumsen?

Die Moral? Die Gewohnheit? Oder tatsächlich der individuelle Geschmack?

Wenn man eine Antwort auf die Frage sucht, wer eigentlich dafür verantwortlich ist, dass man mag, wen man mag, warum man auf eine Sache steht, die eine andere ekelt, sich zu Männern oder Frauen hingezogen fühlt – oder nicht, dann dauert es gar nicht lange, und die Schuldigen sind ermittelt. Wen wundert es, dass es wieder mal die Frauen sind: in diesem Fall die Mütter?

Mutter zu werden hat zwar immer noch etwas Marienhaftes an sich, auch wenn die jungen, gepiercten Schwangerschaftsbäuche sich dagegen aufzulehnen versuchen. Sagt eine Frau, sie erwarte ein Kind, brechen alle sofort in Jubelschreie aus. Aber wehe, es geht etwas schief!

Es muss gesund, nicht zu dick und leicht zu entbinden sein, das Kind, und am besten in der ersten Nacht gleich durchschlafen. Es sollte Pausbäckchen haben und riesige runde Bonbonaugen und natürlich die richtige sexuelle Orientierung.

Ja, das ist eigentlich das Allerwichtigste. Allein die Mutter hat es angeblich in der Hand, wen ihre Tochter später liebt. Verdrängt werden das soziale Umfeld, die Erziehung, die Vor-

bilder, kurz, die gesellschaftliche Verantwortung. Schon in
der Schwangerschaft, so hört man, könne ein hormonelles
Ungleichgewicht das libidinöse Feintuning stören. Werdende Mütter sollten daher tunlichst nicht dopen oder andere
männliche Hormone einnehmen. Unerkannte hormonpro-
duzierende Tumoren sowie psychische Extremsituationen,
stressige Verwandtschaft oder anatomische Besonderheiten
im Zwischenhirn des Babys können sich angeblich ebenso
nachteilig auswirken. Was die Frage aufwirft, was denn eine
sexuell *vorteilhafte* Orientierung ist.

Die Antwort auf diese komplizierte Frage ist wie so oft
abhängig von Zeit und Raum.

In der griechisch-römischen Antike galt die erotische An-
ziehung durch beide Geschlechter als universelle Norm. Im
modernen Europa von heute dagegen herrscht ein binäres
Geschlechtssystem, basierend auf der biblischen Ausgangs-
situation von Adam und Eva. Frauen lieben normalerweise
Männer, haben nicht nur hübsch auszusehen, sondern sich
auch so zu verhalten und wünschen sich nichts sehnlicher als
babbelnden, sabbernden Nachwuchs. Gesellschaftlich vorteilhaft ist es in unseren Breitengraden also, sich entsprechend
als heterosexuelle Ehefrau und Mutti zu präsentieren. Aber
das ist ja soooo langweilig. »Zwei Seelen wohnen, ach, in meiner Brust!«, rief schon der gute alte Faust, und auch moderne
Philosophen gesellen sich zum deutschen Dichter mit der Frage: Wer oder was bin ich und wenn ja, wie viele?

Frauen lieben die Abwechslung, das bemerken wir jeden Tag
aufs Neue vor dem Kleiderschrank. Nach Lust und Laune
wählen wir das Sommerkleid oder die beige Hose, die Blu-
menbluse oder das graue Jackett. Was wäre also, wenn wir die
vorgegebenen Rollen wechseln würden wie unsere Kleidung?

Wenn wir montags den weiblichen Körper in Jeans und Holz-
fällerhemd präsentierten, aber dennoch das Neugeborene im
Arm hielten? Wenn wir dienstags im kurzen Rock breitbeinig
an der Bar säßen, den Männern in den Schritt griffen, während wir eine Freundin küssten? Und wenn wir mittwochs
vor versammelter Mannschaft betonten, wir seien der Sohn
unseres Vaters? Das, ja das entspräche ganz und gar den Möglichkeiten weiblicher Fantasie und mentaler sowie sexueller
Flexibilität. Erste Vorreiterinnen gibt es doch schon. Schwule
Bürgermeister und lesbische Hochglanzjournalistinnen outen
sich mittlerweile beinahe täglich, also wo liegt das Problem?

Sie wollen sich nicht verunsichern lassen, nicht auf den
partnerschaftlichen Schwanz verzichten oder haben Angst
vor Lesben? Dann werden Sie doch einfach bisexuell, wie die
sowohl auf das Männliche als auch auf das Weibliche gerich-
tete Ambisexualität kurz genannt wird.

Nomen est omen, schon das Wort kann sich nicht entscheiden: Die Vorsilbe »Ambi« soll sowohl griechischen oder
auch lateinischen Ursprungs sein.

»Ambi« zu sein bietet tatsächlich Vorteile.

Erst mit der richtigen Ambi-tion (der Fähigkeiten, eine
Sache von mehr als nur einer Seite anzugehen) erreichen Sie
im passenden Ambi-ente (der mehrschichtigen Umgebung)
eine gute Position. Dabei wird Ihnen eine mögliche Ambi-
dextrie (Beidhändigkeit) von Vorteil sein. Ist doch die Ambi-
guitätstoleranz (das Ertragenkönnen von Mehrdeutigkeiten)
als Eigenschaft der kreativen Persönlichkeit ein notwendiges
Ergebnis der Sozialisation in unserer Gesellschaft. Also Viel-
fältigkeit, die unverzichtbar ist für die moderne Frau.

Eine gewisse Ambivalenz gegenüber der Ambisexualität
schlägt sich allerdings in wissenschaftlichen Umfrageergebnis-
sen nieder. Der alte Freud behauptete schlicht, jeder Mensch

sei im Grunde bisexuell veranlagt, und 1948 stufte der *Kinsey-Report* neunzig bis fünfundneunzig Prozent der Bevölkerung als bisexuell ein. Neuere Umfragen zeigen aber, dass zwar über die Hälfte aller Frauen schon mal an Sex mit einer Geschlechts-genossin gedacht hat, ihn aber weniger als vier Prozent ausge-lebt haben. Warum nur?

Es gibt durchaus schlagende Argumente für gelegentlichen Sex mit einer anderen Frau. Abgesehen von dem gesunden Muschischleim, in dessen Genuss frau endlich einmal selber käme, ist die Orgasmushäufigkeit bei Sexspielen unter Freun-dinnen sehr viel höher als bei Heteropaaren. Klar, Frauen wis-sen eben, wo es langgeht in der unterirdischen Damenwelt. Da aber Lesbenpaare statistisch gesehen seltener zusammen in die Kiste springen als Heteros, profitiert das weibliche Sex-leben durchaus vom gemischtgeschlechtlichen Poppen. So gesehen vereinigt die bisexuelle Orientierung Qualität mit Quantität, und welche Frau wollte darauf schon verzichten?

Fragen Sie sich nun, ob Sie dazu überhaupt in der Lage sind? Natürlich sind Sie das. Sie haben doch eine Freundin?

Sie telefonieren gerne lange mit ihr. Lachen zusammen, kichern zusammen, laufen Arm in Arm durch das Kaufhaus und geben sich Küsschen zur Begrüßung und beim Abschied. Sie leihen sich Kleidung – sogar Unterwäsche – und schwit-zen zusammen im Fitnessclub. Sie schneiden sich gegenseitig die Haare und cremen sich im Freibad den Rücken ein. Sie vermissen ihre Stimme, wenn Sie lange nicht miteinander getratscht haben, und wissen immer schon im Voraus, was sie als Nächstes sagen wird.

Das, meine lieben Damen, ist pure Erotik. Das ist Flirt, das ist Sehnsucht, das ist Begehren. Noch als Teenager him-meln Mädchen ihre Freundin geradezu an, als Erwachsene mutiert sie zu einer »tollen Frau« – und Schluss.

Wahrscheinlich hatte der gute Sigmund einfach Recht, und die Menschen täten sich einen Gefallen, würden sie ihre gleichgeschlechtlichen Neigungen nicht länger verleugnen. Denn da nach Aristoteles jeder Mensch sowohl aus weiblichen als auch aus männlichen Anteilen besteht, ist das überhaupt kein Drama. Sie könnten ja auch in den Kerl verliebt sein, der unbewusst in Ihrer Freundin steckt. Das hat mit Homoerotik dann nicht mehr viel zu tun.

Bisexualität ist allerdings auch keine andere Form von Egozentrik oder eine narzisstische Spielart. Sie ist eine mögliche, neue Perspektive. Eine hübsche, weibliche, runde Sache. Machen Sie sich das bewusst, und stehen Sie dazu.

Alles Übrige ist nur ein kleiner Schritt für die Menschheit, aber ein großer Fortschritt für Sie.

DOPPELKOPF STATT DOPPELFAUST

Die wirklich emanzipierte Frau hat weder mit Männern noch mit Frauen Sex. Jedenfalls nicht auf Befehl, auf Knopfdruck, oder weil es gerade wieder mal Samstag ist. Die wirklich emanzipierte Frau gibt einer eventuell auftretenden sexuellen Unlust genüsslich nach und beraumt statt eines Liebesspiels einen klassischen Spieleabend an. Denn im Banne von *Monopoly* oder Doppelkopf lassen sich ebenfalls Stunden lustvoller Juchzer erleben. Solche Anfälle von Spieltrieb sind völlig normal und kein Anlass, gleich in Panik zu geraten. Es ist grundfalsch, von »Störungen« der sexuellen Erregung zu sprechen, wenn lieber Karten als Körperteile gemischt werden.

Gestörte Libido, gestörte Erregungsfähigkeit und Orgasmusstörungen, bei all diesen Urteilen, auch Diagnosen genannt, fragt man sich doch, was der Maßstab ist, woran genau gemessen wird, und ob es sich wirklich um Störungen handelt. Es verwundert nicht, wenn man feststellen muss, dass, wie so oft, der Mann und nicht die Frau, über die da so hergezogen wird, als Vergleich dient. Also bezüglich ihrer Libido Äpfel mit Birnen verglichen werden. Was ungerecht ist. Denn Männer wollen aufgrund ihrer andersgearteten Hormonausstattung immer, selbst wenn sie nicht können oder dürfen. Frauen, so liest man, erleben dagegen zu rund fünfunddreißig Prozent mehr oder weniger lange Phasen sexuellen Desinteresses. Was nicht gerade wenig ist und die Frage aufwirft: Ist es nicht vielmehr unnormal beziehungsweise unweiblich, diese Phasen *nicht* durchzumachen? Für Frauen ist es kein Problem, wenig Sex zu haben, das Problem haben einzig die

Männer und übertragen es wieder einmal gekonnt auf ihre Gattinnen, die dann dastehen und sich schuldig fühlen oder unfähig oder gar völlig gestört.

Natürlich ist dieser Zustand unerfreulich, und nicht jede Frau, deren Begehren in den Winterschlaf gefallen zu sein scheint, hat auch Lust aufs Kartenspiel. Nichts törnt die ohnehin reduzierte Libido weiter ab als ein nörgelnder Ehemann. Und nichts treibt auf der anderen Seite die Kreativität mehr an als Langeweile und Unzufriedenheit. Das zeigen uns die Kinder. Sie erkunden forsch sämtliche Körperhöhlen und stecken sich, wenn unbeobachtet und gelangweilt, mit Vorliebe Erbsen oder Erdnüsse in Nasenlöcher oder Ohren. HNO-Ärzte können ein Lied davon singen. Manche Kinder wiederholen dies Spiel trotz aufwendiger und schmerzhafter Entfernungsprozedur immer wieder, und da fragt man sich doch wirklich: Warum in aller Welt tun sie sich das an?

Die Nase wird mir für immer ein Rätsel bleiben. Aber was die Ohren angeht, gibt es dafür durchaus eine wissenschaftliche Erklärung: den Nervus Vagus, einen im Gehörgang verlaufenden Hirnnerv, zu reizen macht Spaß, es törnt an, es kitzelt und erregt. Wer schon mal die Zunge eines Anderen im Ohr hatte und dabei ganz scharf wurde, weiß, was gemeint ist. Und weil Kinder bekanntlich ein viel unbefangeneres Verhältnis zur Masturbation haben als die Erwachsenen, liegt es nahe, dieses Murmelverstecken als autoerotischen Akt zu verstehen. Genauso wie es immer wieder vorkommt, dass Spielsachen in der Vagina kleiner Mädchen gefunden werden. Von ihnen höchstselbst dort platziert, aus keinem anderen Grund als Neugier und prickelnde Erregung.

Also sollten Sie sich vielleicht auch mal wieder mit kindlichem Unternehmungsgeist Ihrem Körper nähern, um zu sehen, dass da wirklich alles stimmt. Denn erstaunlicherweise kommen trotz angeblicher sexueller Dysfunktion über neunzig Prozent der Frauen bei der Selbstbefriedigung zum Orgasmus. Auch die angeblichen Schläferinnen. Neben den eigenen Fingern kann vom Bärchenvibrator mit Klitorisstimulator bis hin zu zappelnden Liebeskugeln alles Mögliche den inneren Lustkanal reizen. Wenn Sie es allerdings Ihrer Tochter nachmachen wollen und nach einer *Playmobil*-Figur greifen, achten Sie darauf, dass diese kein *Batman*-Kostüm trägt. Der gezackte Plastikumhang des Spielzeugmännchens wirkt wie ein Widerhaken und lässt sich womöglich nur unter Narkose wieder entfernen.

Grundsätzlich ist es, was den Sex betrifft, immer gut, Kinder zu haben. Nicht nur wegen deren Vorbildfunktion in Sachen innovativer Körpernutzung, sondern auch wegen der Veränderungen, die eine Geburt an der weiblichen Intimzone bewirkt. Denn aus bisher noch nicht eindeutig geklärten Gründen verschlechtert sich die sexuelle Empfindungsfähigkeit nicht nach einer Entbindung, sie scheint sich, im Gegenteil, noch zu verbessern. Durch die Dehnung der Schleimhäute werden anscheinend Nervenzentren aktiviert, und die jungen Muttis werden an zusätzlichen vaginalen Triggerpunkten stimulierbar, nicht nur an der Klitoris. Wenn also Schwangere aus vaginal-kosmetischen Gründen einen Kaiserschnitt favorisieren, im Sinne von »Save your Love-Channel«, wissen sie nicht, was ihnen an nachgeburtlicher Erotik entgeht.

Denn auch fortgeschrittene Sexspiele werden plötzlich unproblematisch. Der sogenannte Faustfick beispielsweise ist für eine Frau, die ein oder zwei Kinder geboren hat, also wiederholt dreitausend bis viertausend Gramm Lebendgewicht durch ihren Lustkanal geschleust hat, nichts als Peanuts.

Kurz nach der Geburt kann daher durchaus auch die Doppelfaust Vergnügen bereiten. Mit den Handknöcheln können der G- oder A-Punkt massiert werden, und zum Glück hängt die geballte Hand an einem Arm, ist also – im Gegensatz zum *Playmobil*-Männchen – problemlos wieder zu entfernen. Auch für Schwangere könnte der vaginale Faustverkehr interessant sein, nämlich als eine Form des Dammdehnungstrainings. Wo heutzutage zur Verhinderung des Dammschnittes und in Nachahmung der Geburtsdehnung kleine Ballons angeboten werden, die im Inneren der Scheide aufgepumpt und dann vorsichtig wieder herausgezogen werden, kann dieser Vorgang durch wiederholtes Fisting nachgeahmt werden. Und das Geld für die teure Anschaffung dieses »Epi-No« ist gespart.

Geiz war noch nie so geil!

Derjenigen, die gerade die entspannte Sexpause genießen oder ihre Geschlechtsteile schonen will, aber keine Freundin der Spieleabende ist, sei einer dieser angesagten Kochkurse empfohlen. Vielleicht lernt sie dort neben Kulinarischem aus Ländern rund um den Globus auch sexuell exotische Verwöhnrezepte?

»Spanisch« jedenfalls ist jenseits der Paella ein Synonym für den Tittenfick, der klitorisschonend und schwangerschaftsvermeidend eine echte Alternative für Frauen mit Oberweite ist. Den Flachbrüstigen sei der staatenlose Pobackensex vorgeschlagen.

»Italienisch« steht in dieser Kochschule nicht nur für Variationen von Spaghetti, sondern auch für Sex mit und in der Achselhöhle. Nicht wirklich feucht machend, aber für Freund oder Ehemann mal was anderes. Ähnliches gilt für »albanisch«. Hinter diesem Adjektiv kann sich sowohl ein

leckerer Hammeleintopf als auch fröhliche Kniekehlenvöge-
lei verbergen.

»Russisch« bietet nicht nur ein Rezept für leckeren
Borschtsch, sondern auch für die Befriedigung zwischen oder
auf den Oberschenkeln des Partners oder der Partnerin.

»Griechisch« wäre, wie bereits ausgeführt, nicht nur Zaziki,
sondern eventuell der Souvlakispieß im Hintern. Auf »Fran-
zösisch« lässt man sich nicht nur die Froschschenkel sondern
auch diverse Genitalien genüsslich auf der Zunge zergehen.
Und für diejenige, die auf Penetration nicht verzichten kann,
bleibt immer noch der gute alte »deutsche« Schweinebraten
und die hierzulande damit assoziierte Missionarsstellung.
In internationalen Gefilden allerdings bedeutet »deutsch«
basierend auf der Geschichte nichts anderes als die peitschen-
schwingende sexuelle Sadomaso-Variante.

Fragt sich nur, was »amerikanisch« in diesem Zusammenhang wäre. Sex mit dem »schwarzen Mann«? Und »chine-
sisch«? Vielleicht mit einer meinungsfreien Plastikpuppe.

Ach, jetzt sind Sie überfordert? Sie dachten, es ginge endlich
mal um Emanzipation und nicht wieder nur um Sex? Tut
mir leid, aber es geht, wie immer, um beides. Und um alles
oder nichts. Denn nur das Wissen um die Möglichkeiten verschafft uns wirklich die Wahl. Und, existenzialistisch gesprochen, zwingt uns das Leben selbst immer wieder dazu, unsere Wahl zu treffen. Tagtäglich aufs Neue. Das betrifft nicht
nur, was wir essen, was wir trinken, was wir arbeiten, sondern
auch, wen wir lieben und vor allem wie. Außer natürlich die
asexuellen Menschen, die keinerlei Bedürfnis nach körperli-
cher Liebe haben. Aber auch sie haben ihre Wahl getroffen.
No sex ist auch eine Aussage. Genau wie Homosex oder Hete-

rosex. Genauso wie vaginal oder anal oder all die beschriebenen globalisierten Sexvarianten.

Nun, da Sie sich tapfer durch diese ganze Liste durchgearbeitet haben, können Sie sich gemütlich zurücklehnen und das Gelesene Revue passieren lassen. Sich die Rosinen herauspicken und Ihr Gehirn in zügellosen Fantasien schwelgen lassen.

Oder Sie klappen das Buch zu und packen doch die Spielkarten aus. Für eine einsame Patience oder eine gesellige Doppelkopfrunde. Oder vielleicht spielen Sie auch um höhere Einsätze, Skat womöglich oder gar eine inspirierende Runde Strip-Poker.

VERHÄNGNISVOLLE VERHÜTERLI

Wenn man ihn hat, sollte er jedenfalls Spaß machen, der Sex – und außerdem noch sicher sein. Doch was bedeutet »sicher« im Zeitalter des Terrorismus schon? Nicht viel. Sexueller Terrorismus kann sich hinter vielerlei Vermummungen verstecken, beispielsweise einer Teenagerschwangerschaft, AIDS oder der verhängnisvollen Frucht der Affäre einer Politikergattin. Um solcherart Anschläge auf die Bürgerlichkeit zu verhindern, sind Verhütungsmittel da. Doch bei der Nullbock-PISA-Versager-Generation setzt man vergeblich ein Minimum an Wissen voraus. Angehörige derselben hören kaum zu im Biologieunterricht – wenn sie ihn nicht sowieso schwänzen – und verwechseln daher laut Radioumfrage schon mal die Homöopathie mit einer sexuellen Vorliebe für das gleiche Geschlecht.

Diesem Missstand kann nur durch ein massives Medienaufgebot Einhalt geboten werden. Wir brauchen wieder das gute alte Aufklärungsfernsehen der sechziger Jahre! Heute vorzugsweise im Gewand einer Castingshow: »Deutschland sucht sicheren Supersex«.

Man stecke also jeweils ein gemischtgeschlechtliches Pärchen wochenlang in ein Containerzimmer und lege einige Packungen der zu testenden Verhütungsmittelchen dazu. Per Fernsehübertragung wird sowohl die Anwendung des Verhüterlis als auch der regelmäßige und korrekte sexuelle Vollzug überwacht. Knackige Kommentare von Dieter und Heidi sowie eine Liveschaltung garantieren die Einschaltquoten. Es sollte aber tunlichst darauf geachtet werden, dass die Ver-

suchspersonen keinen Einblick in die Nebenwirkungsliste auf
dem Beipackzettel ihres Verhüterlis bekommen. Auf diesen
Schock verginge selbst der rolligsten Resi jede Lust auf Sex.
Tritt in einem Container eine Schwangerschaft auf, ist das
Paar disqualifiziert.

Was folgt? Schon nach wenigen Wochen verabschiedet
sich die scharfe Suse aus Container C4 wegen einer Bein-
venenthrombose. Das Verhütungspflaster hat wohl besser
gehalten als gedacht. Wenig später landet die geile Gabi aus
C1 mit Leberkrebs in der Onkologie. Dafür hat sie wenigstens
ihren Damenbart mit der Pille wegbekommen. Pimmel-Pe-
ter aus C3 gibt weinend auf, nachdem ihm seine Partnerin
wegen unaufhörlicher Scheidenentzündungen sowohl Verhü-
tungs- als auch Verlobungsring um die Ohren gehauen hat.
Und die kesse Kati aus C6 muss nach einer Virusattacke auf
ihren Verhütungscomputer feststellen, dass ihre Regel über-
fällig ist. Möpse-Marie ereilt das gleiche Schicksal, sie hat sich
beim Tagezählen nach Knaus-Ogino vertüddelt, und Loving
Lina aus C7 muss aufgeben, nachdem ihr Freund das Dia-
phragma durchgebissen hat. Den Einzug ins Finale haben nur
Kondom und *Implanon* geschafft. Das Paar mit den klangvoll
zwillingshaften Namen, die doch so unglaublich unterschiedlich sind.

Kondom, das mobile Verhütungsmittel für den Mann.

Implanon, das festgenähte Hormonstäbchen im Oberarm
der Frau.

Gegensätze ziehen sich ja bekanntlich an.

Wer hätte vor zehn Jahren gedacht, dass so viele Frauen sich
freiwillig eine Art Hormonchip einsetzen lassen. Je aufwendiger, desto wichtig, scheint die Devise zu sein. Den Luxus
einer Minioperation gönn ich mir, mit steriler Maske auf
dem Ärztinnengesicht, ordentlich Desinfektionsmittel und

einer kleinen Betäubungsspritze. Dann das Skalpell – nur ein Chirurg ist wirklich ein Arzt – und die Sache beziehungsweise die Haut ist geritzt. Nun wird das Stäbchen versenkt, ins Unterhautfettgewebe der kinderfeindlichen Frau, und alles wieder fein zugenäht. Eine Narbe mehr oder weniger macht nach diversen Schönheitsoperationen den Kohl ja ohnehin nicht mehr fett. Dass die Prozedur beim Entfernen oder Austauschen der abgelaufenen Chips etwas unangenehm sein könnte, wenn der Stab sich etwa auf Wanderschaft begeben hat und vom Oberarm in die Achsel gerutscht ist, das wird tunlichst unter die Praxismatte gekehrt.

Was aber steckt *in* diesem Zauberstab?

Implanon ist ein Etonogestrel, ein Gelbkörperhormon, das, sobald es unter der Haut liegt, nach und nach freigesetzt wird. Im Körper der Frau verhindert es den Eisprung, verringert die Gebärmutterschleimhaut und beeinflusst den Gebärmutterhalsschleim dahingehend, dass Spermien keinen Stich mehr machen. Sicherheit auf drei Ebenen, klug durchkonstruiert und absolut narrensicher. Sagen die Fans.

Im Container C5 sieht das allerdings ganz anders aus. Die arme Anne nimmt Kilo um Kilo zu, und mit bunten Pickeln im unglücklichen Gesicht ist sie nicht wirklich das, was eine Heidi sonst so auf dem Laufsteg hat. Doch diese lächelt professionell zuversichtlich und legt Anne den Arm um die immer molliger werdenden Schultern.

Und dann kommt der Endspurt. Während das Paar aus C2 täglich wechselnde Schwanz-Aromen in Form von grellbunten Kondomen probiert, fällt der Schwangerschaftstest der armen Anne überraschend negativ aus. Sie hatte doch seit Wochen keine Binde mehr geordert, grient Dieter, leicht irritiert, nun der Fachmann für die gynäkologische Tonart.

Super, summt Heidi, das käme ihr selbst grad recht, keine

Regel mehr, die ihr die Auftritte und die Laune vermassele, das wäre sein Gewicht in Gold wert, das Stäbchen, wenn es nicht sowieso schon so teuer wäre. Und Anne liegt wieder vorne in diesem virtuellen Rennen, das sie schon gar nicht mehr gewinnen will. Da platzt mit einem leisen Plopp das Little-Tiger-Profi-Kondom in Container C2, und Anne steht als Siegerin da.

Es würde nicht weiter verwundern, bekäme Anne nun einen Heulkrampf. Denn depressive Verstimmungen sind neben Libidoverlust die unangenehmsten Nebenwirkungen des Implantats. Und wozu dann überhaupt verhüten, wenn aufgrund der Nebenwirkungen ohnehin nichts mehr läuft im heimischen oder im Containerbett? Wollen wir für kindersicheres Ficken wirklich eine erhöhte Selbstmordrate in Kauf nehmen?

Anne jedenfalls lässt sich ihr Preisgeld auszahlen und das Implantat postwendend wieder entfernen. Wie übrigens dreißig Prozent der gechipten Frauen. Damit wäre dann auch die Preis-Leistungs-Bilanz dieses Hightechverhüterlis gründlich vermasselt.

Und so stehen wir wieder da wie der Ochs vorm Berg und fragen uns, warum Sex ohne Nebenwirkungen ein unerfüllter Traum bleiben muss. Wieso wir uns entscheiden müssen zwischen Kind und chemischer Keule, und weshalb wir nicht, wie ein Putzerfisch, mal eben das Geschlecht wechseln können. Erstaunlich, dass es trotz dieser sexuellen Gefahrenlage möglich ist, hin und wieder ganz entspannt einen Orgasmus zu erleben.

DIE GENIALITÄT DER GENITALINFEKTE

Bleiben wir aber beim Kondom, der Gleichberechtigung wegen – immerhin ist es das einzige Verhütungsmittel für den Mann – und weil es neben der Schwangerschaft auch noch vor Geschlechtskrankheiten schützt. Den Dank dafür schulden wir, der Legende zufolge, dem Earl of Condom, seines Zeichens Leibarzt des englischen Königs Charles II. Der Doktor sah bereits im siebzehnten Jahrhundert die Notwendigkeit, seinen Herrn und Meister vor der Syphilis zu schützen. Dass der Earl mit seiner Erfindung auch den Frauen einen großen Gefallen tat, war ihm vermutlich nicht bewusst. Es kann daher an dieser Stelle gar nicht genug betont werden, dass es zumeist und vor allem wir Frauen sind, die den Kürzeren ziehen, wenn es um genitale Gesundheit geht.

Der Koitus an sich ist eine gefährlich unterschätzte Bedrohung für Leib und Leben! Zumindest wenn die Beteiligten sich nicht an die vom Earl of Condom empfohlene Vorgehensweise halten. In Deutschland sterben beinahe ebenso viele Menschen an den Folgen von Sexkrankheiten wie jährlich im Auto bei Unfällen ums Leben kommen. Und dabei sitzen die meisten Menschen bestimmt öfter hinterm Lenkrad als genüsslich zu Hause herumzuvögeln. Ficken scheint also gefährlicher zu sein als Autofahren! So gesehen müsste die Anzahl der offiziellen Verkehrstoten annähernd verdoppelt werden.

Es ist aber auch eine ganz schöne Liste an Krankheiten, die frau sich beim Liebesspiel einhandeln kann, und die Folgen sind für sie meist problematischer als für den Mann. Eine

schreiende Ungerechtigkeit mal wieder, aber das kennen wir
ja schon.

Da wären zuallererst die »Bagatellinfektionen«: Durch Irri-
tation der intimen Flora und Fauna kann es zu Pilzbefall
oder einer gemeinen Bakterieninfektion kommen. Gard-
nerella heißt das olle Fischweib, das sich dort unten gerne
einschleicht. Aber auch die Trichomonaden, ein ganzes Heer
geißelschwingender Tierchen, zählen weltweit zu den am
meisten verbreiteten Sexkrankheiten. Sie schlagen den schönen Vaginalschleim zu Schaum und sorgen hin und wieder
für Frühgeburten. Auf solcherart Einpeitscher können wir
gut und gerne verzichten.

Selbiges gilt für die Chlamydien, die sich meist unbemerkt
in den Muttermundzellen einnisten, von dort aus die Gebärmutter und die Eileiter infiltrieren und manchmal als bösarti-
ge Grenzposten den Durchgang befruchteter Eizellen verhindern. Diese Vorposten der Unfruchtbarkeit sind vor allem bei
Jugendlichen weiter verbreitet als allgemein bekannt. Wobei
die Zeugungsfähigkeit erkrankter Männer natürlich nicht
eingeschränkt ist.

Da sorgt der Klassiker unter den Lustverschmutzern für
ein wenig mehr Gleichberechtigung. Zumindest was die
Symptomatik angeht. Die als Tripper bekannte weltweit häu-
figste Genitalinfektion löst sogar beim Mann Beschwerden
aus: ein unangenehm schleimiges Tropfen aus der Harnröhre. Weshalb die Krankheit auf medizinisch auch Gonorrhoe
heißt, was nichts anderes als »Samenfluss« bedeutet. Nomen
est omen, denn die männliche Zeugungsfähigkeit ist trotz
eitriger Beimischung wieder einmal nicht vermindert. Dafür
kommt es beim Tripper der Frau gerne mal zu Eiteransamm-
lung im Eierstock und Kinderlosigkeit. Na bravo!

Sie sind weniger gut zu behandeln, drohen aber nichtsdestotrotz mit handfesten Folgen, die fiesen Viren, welche die weibliche Lusthöhle bedrohen. Herpes ist da noch die liebenswerteste Variante. Denn abgesehen von unerträglichen, aber folgenlosen Schmerzen, verpassen diese Viren der Intimregion ein »hübsches« Make-up in Form von schillernden Bläschen.

HPV heißt das zweite, viel diskutierte Schreckgespenst der Sexviren, die in sehr seltenen Fällen sogar zu Krebs führen können. Gebärmutterhalskrebs natürlich, von Peniskrebs spricht mal wieder keine Sau. HPV gibt's überall, eine regelrechte Seuche, die mehr als achtzig Prozent der Bevölkerung befällt und fast immer unbemerkt und folgenlos wieder verschwindet. Was uns Frauen aber nicht von der Sorgfaltspflicht entbindet, uns jährlich die Muttermundzellen bei der Krebsfrüherkennung abschaben und untersuchen zu lassen.

Ganz anders bei HIV, diesem gefährlichen Killergenossen, bei dem sich jede Frau tatsächlich vor jahrelangem Siechtum mit Todesfolge zu fürchten hat. Wenn es eine denn erwischt, ist es womöglich empfehlenswert, schnell zum Islam zu konvertieren. Denn angeblich ist jeder an AIDS verstorbene Muslim ebenso wie sein von einer Mauer erschlagener, an der Cholera verstorbener, ertrunkener oder verbrannter Glaubensgenosse ein Märtyrer. Was die Sache nicht wirklich besser macht, aber zumindest moralisch aufwertet.

Gehört frau allerdings dem Showbiz an, ist diese Maßnahme überflüssig. Denn ein geouteter AIDS-Kranker wird trotz Todesnähe flugs vom Boulevard zum Lebemann geadelt. Sterben müssen wir alle einmal, warum dann nicht mit Glanz und medialem Gloria? Rock Hudson stieg auf diese Weise zum ersten AIDS-Märtyrer auf, und Freddy Mercurys Erbschaft hat sich dank des virulenten Verbündeten posthum vervielfacht.

Lange Rede, kurzer Sinn: Der gute alte Earl of Condom ist der wahre Retter der Frauen oder zumindest ihrer unbefleckten Sexualtüchtig- und Fortpflanzungsfähigkeit. Der Superheld, der Genitalbeschützer, Garant weiblicher Gesundheit. Würden sich nur alle Mannsbilder ihre Tütchen überstülpen, hätten die Frauen ein leichteres Leben. Unsere Bundesregierung sollte ernsthaft in Betracht ziehen, einen Gedenktag zu Ehren des Grafen einzurichten. An diesem könnte es Kondome für alle geben – wirklich für alle, auch in den migrationsadaptierten Geschmacksrichtungen Safran, Tamarinde oder Zimt. Mit dem krankheitsbedingten Märtyrertum sollte man es tunlichst nicht übertreiben.

Denn Geschlechtskrankheiten können chronisch werden, die fortgeschrittene Syphilis beispielsweise befällt das Gehirn, löst Kopfschmerz sowie Delirien, Depression und Taubheitsgefühle aus. Alles Beschwerden, an denen geniale Zeitgenossen litten und die ihr kreatives Schaffen erst richtig befeuert haben sollen.

Und, so muss an dieser Stelle ganz vorsichtig gefragt werden: Wollen Sie das wirklich? Gesund und ruhmlos sterben und also nachtein, nachtaus Ihr kreatives Potenzial in einer Gummitüte versacken lassen? Streben Sie stattdessen nicht auch, wie viele andere Millionen Fernsehzuschauer, heimlich danach, bekannt, berühmt, kurz: ein Superstar zu werden?

Den wahren Superstar kennzeichnet kreative Genialität. Und Genie und Wahnsinn sind in Leben und Werk zahlreicher Berühmtheiten ein symbiotisches Paar. Die Dritte im Bunde: die vom Earl of Condom verfolgte Syphilis. Wer auch immer die sogenannte Venusseuche eingeschleppt hat – seien es die Wikinger oder die rückkehrenden Seeleute des

Kolumbus – diese hat Europa und seine Kultur zweifellos tief geprägt:

Albrecht Dürer, der Bildhauer Benvenuto Cellini und der Maler Francisco de Goya litten an der Lustseuche. Henri de Toulouse-Lautrec schwenkte seinen Pinsel im einschlägigen Milieu so lange, bis er selbst an der Krankheit zugrunde ging.

Schriftstellern erging es ähnlich: Charles Baudelaire, Gustave Flaubert, Guy de Maupassant, John Keats, Oscar Wilde und Alphonse Daudet hatten sie gleichfalls, die »Franzosenkrankheit«. Heinrich Heine schrieb in der festen Überzeugung, auch zum illustren Kreis der Syphilitiker zu gehören, seine schönsten Verse. Karen Blixen musste wegen der auch Lues genannten Erkrankung ihren afrikanischen Traum zeitweise aufgeben, um dann später mit ihren Erinnerungen an den Schwarzen Kontinent zum Literaturstar zu werden. Friedrich Nietzsche schrieb, vermutlich von einer syphilitischen Lähmung gezeichnet, sein geniales Philosophenopus, und Franz Schubert schuf im fortschreitenden Siechtum seine erst später gewürdigten Kompositionen.

So viel zu Kreativität und Genie. Aber auch die Mächtigen erkrankten an der Syphilis, was ihrer Berühmtheit keinerlei Abbruch tat: etwa Heinrich VIII., Iwan der Schreckliche oder Katharina die Große. Angeblich sogar Kardinal Richelieu …

Sollte also, wenn man es sich recht überlegt, diese Neurosyphilis nicht nur karrierefördernd, sondern gar eine *Voraussetzung* dafür sein, zu Ruhm und Ehre, Macht und Anerkennung zu gelangen? Und ist es dann überhaupt sinnvoll, sie zu verhindern und damit die vielleicht einzige Chance zu verschenken, an kreativem Wahnsinn zu erkranken? Denn nicht jedem ist genetischer Irrsinn in die Wiege gelegt.

Für das Dasein als wackere Hausfrau und Mutter empfehle ich aber die Vermeidung all dieser Unbilden und den
risikofreien Genuss des Sexuallebens. Ob das nun mit dem
Hilfsmittel des alten Grafen, ausschließlich mittels Onanie
oder durch die Wahl eines streng monogamen und durch
diverse Antikörpertests überwachten Liebesdieners geschieht,
sei dahingestellt. Vielleicht sollte man auch überlegen, analog zur Anschnallpflicht beim Autofahren die Kondompflicht
zumindest für frei vögelnde Zeitgenossen einzuführen. Oder
zumindest für die jugendlichen Sexanfänger. Das könnte
immerhin die Zahl der »Verkehrstoten« verringern.

Und diejenige unter uns, die nach dem Motto »No risk, no
fun« lebt, weiß zumindest jetzt, welch mannigfaltige Möglichkeiten sie hat, sich ins Verderben zu stürzen.

Geheimnisse der

P
O
W
E
R
F
R
A
U

Wie aber kann ich mit meinem Körper mehr Spaß und auch mehr Einfluss gewinnen? Wenn Sie sich diese Frage stellen, werden Sie in den folgenden Kapiteln die ein oder andere Antwort finden. Denn die geduldige Frau von heute kommt zum Ziel, und das nicht nur mit einem beeindruckenden Dekolleté. Mächtig sind wir vor allem in demografischer Hinsicht, wo nicht zuletzt die uns von den Männern geneidete Fähigkeit zählt, fruchtbar zu sein und für genügend potenziell clevere Nachfahren zu sorgen – oder die zielgerichtete Verweigerung dieser Rolle. Souverän überstandene Schwangerschaften und das Ertragen des schwierigen Koalitionspartners Schmerz sind, wie ich zeigen werde, eine ideale Grundausbildung in Sachen Politik. Dass die mentale und hormonelle Ausgeglichenheit jenseits der Menopause eine stabile Basis für berufliches Fortkommen ist, zeigen Powerfrauen, die auf internationalem Parkett erfolgreich sind. Ob dabei gedopt werden kann und muss, ist angesichts des zunehmenden Verdrängungswettbewerbs illustrer Alibifrauen durchaus die Frage. Globalisierte Körperkompetenz kommt aber nicht nur Regierungschefinnen zugute, sondern auch der gemeinen Arbeitsbiene. Jede von uns kann davon profitieren.

Gäbe es ihn, den Master in Female Bodymanagement, er würde sich äußerst vorteilhaft auch auf Ihre ganz persönliche Karriere auswirken.

WAS AN »GUTER HOFFNUNG«
UNGUT IST

Frauen können Kinder kriegen, Männer nicht.

Ach, das wussten Sie schon? Und ist das nicht einfach fabelhaft? Ist es nicht immer wieder ein Beweis dafür, wie mächtig Frauen sind, dass sie mit ihrem Körper neue eigenständige Wesen, Nachfahren und zugleich Vorfahren von Stammhaltern des zukünftigen Menschengeschlechtes, Helden der Gesellschaft und ihres Rentensystems erschaffen?

Ist doch ganz normal, sagen die einen.

Es ist eine Zumutung, zetern die anderen.

Oh heilige Mutterschaft, jubelt ein Rest.

Und damit ist es bereits abgesteckt, das Spannungsfeld, in dem die Reproduktivität der Frau betrachtet wird. Es erstreckt sich von der Wahrnehmung als völlige Selbstverständlichkeit über Neid bis hin zur Überhöhung des Vorgangs zu einem Wunder. Und die schlauen Männchen denken heimlich: Wenn die Frauen schon die biologische Macht haben, dann behalten wir eben die politische.

Wie schön wäre es, könnte man das Ganze einfach umdrehen! Die Natur zeigt doch, dass es auch anders geht. Bei den Seepferdchen beispielsweise legt das Weibchen ihre Eier im Beutel des Mannes ab, der dann hochschwanger mit ihnen umherschwimmt, sie austrägt und die geschlüpften Fohlen später unter grausamen Krämpfen aus sich herausschüttelt. Die Weibchen können flexibel und munter weiter ihrem Tagesgeschäft nachgehen.

Manche Menschenweiblein würden gewiss auch gerne auf die Mühsal des Kinderkriegens verzichten, wenn sie die

Möglichkeit dazu hätten. Denn immerhin riskieren sie ihr eigen Leib und Leben in der Bemühung, für Nachwuchs zu sorgen. Jede werdende Mutter sollte zumindest über Risiken und Nebenwirkungen einer Schwangerschaft aufgeklärt sein, bevor sie sich dazu entschließt. Wenn Sie also einen Kinderwunsch in sich tragen, dann passen Sie gut auf:

Gleich in den ersten Wochen einer Schwangerschaft besteht bereits die Gefahr einer Fehlgeburt. Tritt diese ein, sehen Sie nur zu, dass Sie nicht verbluten! Ist der Fötus abgegangen, dann trauern Sie nicht. Sie haben, wie Sie beim Weiterlesen feststellen werden, immerhin ein paar Probleme weniger.

Überlebt der Embryo nämlich die erste Zeit, dann bereitet er Ihnen womöglich eine derartige Übelkeit, dass Sie das Gefühl haben, vor lauter Kotzerei Ihr Innerstes nach außen zu kehren. Ganz nach dem bayrischen Sprichwort »Wer speibt, der bleibt« können Sie sich auf Schlimmes gefasst machen.

Abgesehen davon, dass Sie nun mit einem Mal nur noch müde sind und all Ihre Lieblingsserien im Spätabendprogramm verpassen, treten vielleicht auch noch regelmäßig Nasenbluten auf, das Ihre Blusen ruiniert, und hässliche kleine Besenreißer an den Unterschenkeln. Ihnen bleibt nur, sich im gemusterten Hauskittel über den Stützstrumpfhosen in ein Elektrogeschäft zu schleppen und sich einen Videorekorder zu besorgen, damit Sie nicht völlig auf Serien-Turkey kommen.

Wegen des Gewichts, das Sie ab dem dritten Monat zügig zulegen, kann es Ihnen allmählich schwererfallen, Treppen zu steigen. Die Luft wird knapp, die Hose zu eng, und das fortzubewegende zusätzliche Eigengewicht kann sich bis zum Ende der Schwangerschaft auf über zwanzig Kilogramm belaufen. Dafür müssten Sie im Flugzeug Übergewicht zahlen, Ihnen hingegen dankt diese Gratisbeförderung keiner! Zunichtegemacht sind die Effekte sämtlicher *Brigitte*-Diäten

und *Weight-Watchers*-Mahlzeiten, in die Sie in Ihrem Leben
vorher reichlich Zeit und Geld investiert haben. Sie gammeln
lethargisch auf dem Sofa vor sich hin und wiegen Ihre Brüste in den Händen. Denn auch diese nehmen zu, was diejenige mit kleiner Oberweite begeistern mag, aber diejenige,
die schon immer von einer Brustverkleinerung geträumt hat,
wird all ihre verbliebene Kraft benötigen, um nicht ständig
vornüberzukippen.

Dass Sie wegen zunehmender Trägheit so selten an die frische Luft kommen, hat aber auch Vorteile. Denn die Sonnen-
einstrahlung zaubert auf die Haut vieler Schwangerer hässliche braune Flecken, die sie als trächtig stigmatisieren und
die angeblich wieder von selbst verschwinden. Nicht selten
jedoch muss nach dem Kaiserschnitt durch den Geburtshel-
fer gleich der Schönheitschirurg konsultiert werden, um die
unschönen Pigmentflecke wegzulasern. Es sind also nicht
gerade die Frauen, die von einer Schwangerschaft profitieren.

Später spielt auch noch der Verdauungsapparat verrückt.
Sei es Sodbrennen, das Ihnen jede Mahlzeit vergällt, oder eine
Verstopfung, die Ihnen die zusätzlich entstandenen Hämorrhoiden aufreißt, es flutscht nicht mehr recht im Reich der
porzellanenen Toilettenschüsseln.

Mit der Zeit werden Sie wassersüchtig, und Ihre Beine
und Finger schwellen an, sodass Sie jedem Walross Konkur-
renz machen können. Immerhin lassen sich die regenwurmar-
tig hervortretenden Krampfadern spielerisch wegdrücken,
ein guter Zeitvertreib in Ihrem drögen »hoffnungsfrohen«
Zustand. Ihr Bauch wird immer runder, und der kleine Para-
sit, der sich darin anscheinend äußerst wohlfühlt, tritt und
tollt, dass es Ihnen die Tränen in die Augen treibt. Tränen
der Rührung und der Vorfreude, wie allgemein angenommen
wird. Und Sie tun nichts gegen dieses unbegründete Vor-

urteil, obgleich Sie Ihren Zustand mittlerweile hassen und
sich nichts sehnlicher wünschen, als diesen kleinen Frucht-
wasserjunkie wieder loszuwerden.

Am schlimmsten aber ist es, wenn Sie feststellen müssen,
dass Sie komplett die Kontrolle über sich verlieren. Beim
Husten und Niesen pinkeln Sie sich voll, und hin und wieder geht ein geräuschvoller Furz ab, ohne dass Sie das verhindern können. Später, wenn die Fruchtblase platzt – zumeist
im allerungünstigsten Moment, wenn Sie gerade mit Ihrer
ehemaligen Chefin im Feinschmeckerrestaurant sitzen und
über einen baldigen Wiedereintritt in die Berufstätigkeit verhandeln oder wenn Sie gerade im Autobahntunnel zwischen
zwei IKEA-Filialen im Stau stehen –, wird Ihnen das ganze
Ausmaß Ihrer Hilflosigkeit klar. Die Wehen setzen ein, und
nichts ist zu tun als zu stöhnen und zu schreien, das archai-
sche Weib aus sich herauszulassen. Denn nichts anderes sind
die Klagelaute der Entbindenden als Beschwerden über die
Ungerechtigkeit dieser Rollenverteilung.

Wie blöd ist sie denn eigentlich, dass sie so eine Quälerei
freiwillig mitmacht, fragt sich nicht nur Ihr Mann und ist
froh, dass dieser Kelch an ihm vorübergeht. Tatsächlich ist
es erstaunlich, dass noch immer nicht die molekularbiologi-
schen Grundlagen für die hundertprozentig durchtechnisier-
te Lieferung von Retortenbabys gefunden wurden. Dass es
nicht gelingt, Embryos in kleinen Glasbehältern aufzuziehen
und, wenn sie reif sind, in einem simulierten Geburtsvor-
gang den Eltern in den Schoß zu legen. Wenn man sich so
umsieht, dann kann das alles nur ein großes Theater sein.
Vermutlich gibt es die Lösung schon lange, nur wird sie nicht
publik gemacht, um die Frauen weiter in der Knechtschaft
der Mutterwerdung zu halten. Kriegten nicht die Frauen, sondern die Maschinen die Kinder, ständen sämtliche weibliche

Kapazitäten zur Verfügung und würden die Männer in der Arbeitswelt bedrohen. Frauen nähmen nicht mehr an Körperumfang, sondern an Bedeutung zu, und damit können nur wenige Kerle richtig umgehen. Wie gut, seufzen die gläubigen Patriarchen, dass die Evolution uns vor einem Dasein als Seepferdchen-Papi verschont hat.

Und Frauen haben kaum eine Wahl. Aber solange Sie noch an Ihre biologischen Fähigkeiten gekettet sind und sich zum Fortbestand der Menschheit aufopfern müssen, können Sie immerhin versuchen, dem Ganzen etwas Hoffnung abzugewinnen. Denken Sie positiv: Nur die Harten kommen in den Garten!

Versuchen Sie einfach, den Kreißsaal als Ministerinnenschmiede zu sehen. Die Mutterschaft als Nagelprobe fürs Durchhaltevermögen in der Politik oder dem Geschlechterkampf. Und die Zeiten, in denen Sie auf dem Spielplatz Ihren Nachwuchs beaufsichtigen, dienen Ihnen zum Studium der Sandkastenspiele, von denen auch die Führungsetagen hierarchisch geführter Unternehmen nicht frei sind.

Solange Sie sich also nicht von der Bürde der Verantwortung befreien können, nehmen Sie sie als Grundausbildung in Sachen Gesellschaft. Mutterschaft als Kompetenz, das ist das Stichwort, mit dem Sie auftrumpfen können, wenn Ihre Zeit gekommen ist.

MIT DEN WAFFEN EINER FRAU

Nehmen Sie sich also Zeit, die Modalitäten der Mutter-schaft zu überdenken. Auch wenn es hin und wieder raschelt im Blätterwald, wenn die Seiten von Büchern wie *Das Methusalem-Komplott* und *Minimum* hektisch umgeblättert werden und in den angstvoll zitternden Fingern der Politiker und Gesellschaftsanalysten zerreißen, deren Stirnen sich furchen und deren Nächte von Albträumen bevölkert sind. Lassen Sie sich nicht beirren, wenn die Medienmogule versuchen, vierzig Prozent kinderlose Akademikerinnen zum Umdenken zu bewegen – oder den Frauen gleich einen Streik andichten. Den Gebärstreik – wie lächerlich.

Natürlich fallen einem auf Anhieb mehrere andere wichtige Dinge ein, deretwegen wir in unseren postemanzipierten, neofeministischen Zeiten noch auf die Straße gehen würden: Sauna als Kassenleistung, Bananeneis für alle und ein Bohrmaschinenkurs für Schülerinnen der Mittelstufe. Aber ein Streik der Gebärmütter ist noch nicht auf feministischem Mist gewachsen.

Es scheint im Zuge der Verbiologisierung von Weltanschauung und Moral in unserer Gesellschaft zum guten Ton zu gehören, dass vom Politiker bis zum Autor ein jeder uns Frauen vorschreibt, was wir zu tun oder zu lassen haben: Wir sollten aufgrund ihrer dominanten linken Hirnhälfte das Einparken lieber den Männern überlassen, uns dafür lieber zum Model küren lassen und regelmäßig Supersex haben. Am besten täglich, damit auch wirklich ein paar kleine Steuerzahler dabei rumkommen. Denn viele Kinder braucht das Land.

Niemand scheint sich vor Augen zu halten, dass der Körper einer Frau nur einmal im Monat und dann gerade mal achtundvierzig Stunden lang befruchtungsfähig ist. Aus politischer Sicht eine unglaubliche Verschwendung von Ressourcen! Der Eisprung von uns Bundesrepublikanerinnen könnte sich zum kommenden Wahlkampfthema mausern. Kein Wunder, läuft dieser biologische Vorgang doch stets automatisch ab, auch ohne Aussicht auf ein Stelldichein.

Bären, Marder, Spitzmäuse und Kaninchen beherrschen da einen ungemein effektiven Spartrick: Erst nach erfolgreicher Paarung wird das Ei freigesetzt. Erst der Sex und dann das Ei. Unsereins muss sich mit komplizierten Temperaturkurven behelfen, um herauszufinden, wann es denn endlich mal wieder so weit ist. Und wenn er dann gerade auf Dienstreise ist, der Herr Gemahl, der Lebensabschnittspartner oder One-Night-Stand? Wenn er gerade keinen hochkriegt, sozusagen ein Hardwareproblem hat, weil das Viagra nicht mehr vom Sozialamt übernommen wird oder er im Fußballsuff versumpft ist? Was dann?

Wir haben ja auch noch etwas anderes zu tun als täglich Geschlechtsverkehr zum Wohle und zur Aufrechterhaltung der Gesellschaft zu praktizieren. Das Bruttosozialprodukt anzukurbeln zum Beispiel. Mit Shoppingtouren zugunsten des Konjunkturpaketes oder harter Arbeit, wenn noch nicht gekündigt. Aber vielleicht soll sich das ändern. Vielleicht herrscht deshalb so eine Fünfziger-Jahre-Nostalgie und Heimchen-am-Herd-Politik. Nicht um die Arbeitslosenstatistik zu schönen, sollen wir Frauen zu Hause bleiben, nein, um jede freie Minute der Fortpflanzung und Brutpflege zu widmen. Fehlt nur noch, dass wir in Mütterheime gesteckt werden, mit Geranien an den Fenstern und Sträuchern schwarzbrauner Haselnüsse vor der Tür. Zum Wohle des Volkes. Die deut-

schen Akademiker dürfen nicht aussterben. Was tun, damit
dieses Land nicht bald von einer Mehrheit arbeitsloser PISA-
Versager bevölkert wird?

Die Menschen sind hoffnungslos altmodisch. Um Kinder
zu kriegen, brauchen sie Sex, zweigeschlechtlichen Sex genauer gesagt. Dafür müssen sich erst mal zwei finden, deren
Hormone zueinanderpassen, die sich »riechen können«, wie
es so schön heißt. Dann muss die Gelegenheit gegeben sein,
nicht jeder hat eine Vorliebe fürs Autokino oder ein eigenes
Zimmer daheim. Und schließlich sollte nämlicher Eisprung
in Sicht sein. Selbst wenn es zur Befruchtung kommt, sind
da außerdem immer noch die neun Monate einer Schwangerschaft, die unbeschadet überstanden werden müssen. Da
können eine Fehlgeburt, ein Autounfall, eine geänderte Meinung, eine mütterliche Erkrankung, ein Geburtszwischenfall
oder eine tödliche Infektion auf einer Neugeborenenstation
dazwischenkommen. Wenn man all die Faktoren zusammen-
zählt, die nötig sind, damit ein gesundes Kind auf die Welt
kommt, grenzt es wirklich an ein Wunder, dass die Menschen
überhaupt Nachfahren haben, nicht längst schon ausgestor-
ben sind.

Der Streik ist die Waffe der Machtlosen, und wir Frauen
sind alles andere als machtlos. Einen Gebärstreik haben wir
daher auch gar nicht nötig. Wir sind es, die den Lauf der Evolution beeinflussen. Sexuelle Selektion heißt das Stichwort.
Frauen wählen ganz klar nach denjenigen Merkmalen ihre
Partner aus, die eine erfolgreiche Fortpflanzung versprechen.
So weit so familienpolitisch konform. Doch diese Macht
kann Folgen haben, wenn die Weibsbilder sich erst mal klarmachen, was da in Zukunft auf sie zukommt: Wer wird die
ganzen Alten pflegen? Die Töchter. Wer wird bei schwinden-
der Bevölkerung wieder Vollzeit arbeiten, von Schwanger-

schaften geschwächt und von Kindererziehung gebeutelt? Die Mütter. Und wer steht doch immer noch abends am Herd und bekocht den Gatten? Die Ehefrau.

Das Unbewusste scheint jedoch cleverer zu sein, als man es so mancher Blondine zutrauen mag. *Ungewollte* Kinderlosigkeit grassiert hierzulande ebenso wie gewollte, Frauen mit Kinderwunsch werden reihenweise von der eigenen Natur enttäuscht und bleiben trotz jahrelanger Sex- oder Hormontherapie ohne Sprösslinge. Es scheint sich um ein evolutionäres Phänomen zu handeln. Doch mit welchem Ziel? Ist die Zeit des westlichen Homo sapiens doch schon abgelaufen?

Die Natur ist fortschrittlicher, macht es uns schon lange vor. Weibliche Blattläuse vermehren sich beispielsweise einfach durchs Klonen, schaffen Hunderte, Tausende von Nachkommen. Auf diese Weise wäre auch das Problem unserer schrumpfenden Geburtenzahlen gelöst. Eine Reagenzglasgeneration hat eine Menge Vorteile, vor allem für uns Frauen. Warum also diese Zurückhaltung in der Molekularbiologie? Weil die Männer an Einfluss verlören, wenn das Projekt gelänge? Oder aufgrund eines biologischen Rechtfertigungnotstandes für häufigen Sex unter Hormonstau litten?

Keine Sorge, die geschlechtliche Fortpflanzung hat auch unschlagbare Vorteile. So schenkt die Durchmischung mit männlichen Genen dem Nachwuchs mehr Widerstandsfähigkeit und Überlebenschancen gegen Würmer und andere Parasiten: Männer als evolutionäre Parasitenkur.

Klingt chauvinistisch, männerverachtend gar? Dann fangen wir noch mal bei den Kleinigkeiten an: Wie wäre es denn mit ein paar Blumensträußen zusätzlich zu den geplanten Vätermonaten? Gebührenfreien Kindergärten und Ganztagsschulen allüberall? Der Streichung des Wortes »Rabenmutter« aus dem deutschen Wortschatz? Kurz: Wie wäre es damit, das

Kinderkriegen als gesellschaftlich erwünscht zu fördern und nicht im Vorfeld bereits die moralische Keule zu schwingen, wenn etwa eine Frau gleichzeitig arbeiten und Mutter werden will? Denn noch sind nicht alle Register gezogen.

Wenn wir Frauen wirklich streiken wollten, dann täten wir dies doch viel effektiver mit einem Sexstreik. Dieser hat sich – zumindest in der Literatur – vor 2400 Jahren durchaus bewährt: Die gute Lysistrata beendete den Peloponneskrieg, indem sie die Athenerinnen dazu anstachelte, sich im Bett zu verweigern. Sie packte das Problem sozusagen am Schwanz. Und an der Geilheit der Männer. Zur Nachahmung durchaus empfohlen, wenn es je hart auf hart kommen sollte.

Aber wer hat damit überhaupt angefangen? Wir bestimmt nicht. Wir wollen einfach nur unsere Ruhe und tun und lassen können, was wir wollen. Mit und ohne Kinder. Also schreiben wir ebenfalls Bücher: *Kinderlos, na und?: kein Baby an Bord* oder *FrauenLeben ohne Kinder. Die bewusste Entscheidung gegen die Mutterrolle* als Antwort auf die Mümmelgreise. Da sollten sich die Herren und Damen Politiker schon was anderes einfallen lassen. Ein erster Tipp: Nicht immer so blöde Gerüchte wie das über den Gebärstreik in Umlauf bringen. Wir können es schon nicht mehr hören.

Und Vorsicht, wir könnten auf dumme Gedanken kommen!

LIFTING FÜR DIE EIZELLEN

Lassen Sie sich trotzdem nicht abschrecken? Sehnen Sie sich danach, eigene Mutterliebe zu verspüren, sich am Duft von Babyhaar zu laben und das Mysterium der nicht stinkenden Familienscheiße beim Windelwechsel des eigenen Kindes zu erleben? Halten Sie sich deshalb mit Hanteln fit, um beim Schwangerbauchtragen nicht zu versagen oder elendiglich auf fremde Hilfe angewiesen zu sein? Tun Sie alles, um Ihren allmählich alternden Körper umsichtig zu restaurieren, um für den Fall der Fälle, dass ein samenspendewilliger Traumprinz um die Ecke geritten kommt, gerüstet zu sein?

Dann fragen Sie sich gewiss ebenfalls, ob es nicht neben Botox, Hautunterspritzung und Bodymodelling auch ein Lifting für die Eizellen gibt.

Die Frage ist gar nicht so dumm, wie sie zunächst klingt. Zunächst kommt es darauf an, wie alt Sie sind. Sind Sie fünfundvierzig und wünschen sich noch ein Kind, treffen Sie auf positive Gestimmtheit, denn in den meisten westlichen Ländern ist späte Mutterschaft längst akzeptiert. Eine Umfrage der Zeitschrift *Brigitte* zeigte, dass zweiundachtzig Prozent der Leserinnen meinen, über Vierzigjährige sollten doch Kinder kriegen, so viel sie wollen – warum eigentlich nicht?

Das Problem, auf welches Ihre hoffnungsvolle Frage zum Ovarien-Lifting anspielt, ist natürlich, dass die Eizellen einer fünfundvierzig Jahre alten Frau auch schon fünfundvierzig Lenze auf dem Buckel haben. Sie werden ganz am Anfang des Lebens in den Eierstöcken der Babys, noch im Mutterleib, angelegt. Dort sitzen sie träge zwischen den Schleimhäuten, während die Mädchen laufen lernen, sich das erste Mal verlieben, ihre Regel bekommen und erwachsen werden. Jahrzehnte vergehen, bis endlich ihre Zeit gekommen ist. In Ihrem Fall nach fünfundvierzig Jahren. Ein Großteil Ihrer Eizellgenossinnen ist entweder im Eisprung erblüht oder längst abgestorben, nun klopfen die Hormone endlich bei dem frustrierten Ovulum an. Es schüttelt seine müden Knochen, ein tiefer Seufzer noch, ein konzentrierter Blick, und dann wird gesprungen – in die Bauchhöhle von Ihnen, einer mittelalten Frau mit Kinderwunsch.

Doch die Alterszipperlein solch spätambitionierter Eizellen sind nicht zu unterschätzen. Downsyndrom heißt das Schreckgespenst, vor dem sich das kleine Ei gerne verstecken würde. Und andere unbekannte Monster warten womöglich noch im genetischen Code. Wenn bei der mühsamen Prozedur der Reifeteilung, die noch während der gleichzeitigen Reise den Eileiter hinunter vor sich gehen soll, doch etwas schiefgeht, dann bleibt der Eizelle häufig nichts anderes übrig, als den roten Fahrstuhl zu nehmen und als Fehlgeburt getarnt nach unten abzurauschen.

So viel zur Problematik altersschwacher Eizellen.

Aber da sind immer noch der Frühling, die Schmetterlinge und die Liebe, und Ihr erwartungsvoller Blick auf Ihre chaotische Temperaturkurve. Sie hätten doch allzu gerne ein Baby im Arm, ein eigenes möglichst, nicht adoptiert und nicht im Reagenzglas geschüttelt oder gerührt?

Tja, da gibt es viel zu tun, ein wenig Geduld zu haben vielleicht und regelmäßiges sexuelles Training. In der Regel dauert es anderthalb Jahre länger als bei einer Zwanzigjährigen, bis es bei über Vierzigjährigen zu einer Schwangerschaft kommt. Wohlgemerkt bei regelmäßigem Sexualverkehr.

Aber was, um Himmels willen, bedeutet »regelmäßig« in diesem Zusammenhang? Einmal im Monat oder wöchentlich? Sollte man immer an den gleichen Wochentagen vögeln, so im Sinne von Montag, Freitag, Montag, Freitag? Oder lieber die Frequenz der geschlechtlichen Kontakte erhöhen, also jeden zweiten Tag Sex haben? Das würde allerdings, aufgrund der ungeraden Anzahl der Wochentage, zu ständig wechselnden Zeugungsverabredungen führen. Und welcher Terminkalender hält das aus? Abgesehen von den Frauen und der Schleimhaut ihrer intimsten Bereiche.

Zum Glück gibt es auch für diesen zwischenmenschlichen Bereich eine knackige Definition der WHO: Regelmäßiger Geschlechtsverkehr bedeutet demnach mindestens dreimal pro Woche. Wenn Margaret Chan, die Generaldirektorin dieser Gesundheitsbehörde, wüsste, welchen Freizeitstress sie Ihnen damit bereitet! Sie würde vermutlich antworten: Alles nur eine Frage der Koordination.

Aber was ist mit Vitaminpillen, Folsäure und Zink, geht es Ihnen nun vielleicht durch den Kopf. Man kann zu diesen Zauberformeln moderner Nahrungsmittelergänzung, die Gesundheit und langes Leben, Kinderreichtum und Krebsfreiheit suggerieren, nur müde mit dem Kopf nicken. Angeblich sollen sie den Spermien Beine machen. Das nützt Ihren Eizellen allerdings wenig.

»Mens sana in corpore sano«, heißt es so schön altklug und lateinisch, und man würde es am liebsten mit »Man ist so jung, wie man sich fühlt« übersetzen. Bezogen auf Ihren späten Kinderwunsch bedeutet dies: So wie es psychisch bedingte Eisprünge, aber auch Fehlgeburten gibt, so ist auch die Empfängnis unter anderem von der geistigen Einstellung abhängig. Will sagen, auch eine fünfundvierzig Jahre alte Zelle lässt sich vielleicht nach jahrzehntelangem Single-Da-

sein davon überzeugen, sich von einem Spermium durch-
bohren und sich gemeinsam mit ihm in einer Gebärmutter
niederzulassen. Madonnas Ei hat's geschafft und das von
der englischen Premierministergattin sowie die Eier diverser
Hollywoodstars auch.

Das beste Lifting für die Zellen ist also der Spaß am
Leben, die Freude über den Frühling, erotisches Geflüster
und vor allem der Mut zum Risiko. Je weniger Sorgen Sie
sich machen, desto besser.

Und ihr, liebe Eizellen, lebet wild und gefährlich!

NEUE PERSPEKTIVEN
FÜR ALTERNDE TEENAGER

Sie sind also eine dieser modernen, dynamischen Frauen von heute, egal ob mit oder ohne Kinder. Sie treiben Sport, reiten und spielen Golf oder vielleicht regelmäßig Damenhockey? Sie gehen zur superteuren Kosmetikerin, um ein paar Algen auflegen zu lassen und, wenn das Kleingeld reicht, auch eine Schokoladenpackung. Sie meiden die Ü-30-Disco, seit Sie den Begriff »Gammelfleischparty« dafür gehört haben, und wandern stattdessen monatlich zur Friseurin, um Ihren Haaransatz unmerklich nachfärben zu lassen. Sie geben sich also wirklich große Mühe, jung und frisch zu bleiben. Sie lachen häufig, aber ohne die Augen zusammenzukneifen. Tragen die Unterwäsche mit der Kordel im Arsch und lassen hin und wieder Ihr T-Shirt hochrutschen. Ganz jugendlich, ganz unverkrampft. Und tatsächlich gibt es kaum jemanden, der Ihnen Ihre über vierzig Jahre auf den ersten Blick ansieht.

Natürlich wirkt es wie ein Jungbrunnen auf Sie, wenn eine Bekannte beim Eintritt in ihr fünftes Jahrzehnt zögernd bekennt, sie sei wohl wieder mal die Erste, einen Blick in Ihre Damenrunde wirft und ganz ungläubig guckt, wenn Sie die Hand heben, um sie zu korrigieren. Oder wenn Ihnen die Mitgliedschaft in einem Club für junge Familien angetragen wird, obgleich sie nur bis zum Alter von vierzig möglich ist. Das schmeichelt dem Ego. Wenn eine fünfunddreißigjährige Freundin fragt, ob Sie nicht auch endlich mal ein Kind bekommen wollen, ab Mitte dreißig sei das doch nicht mehr so einfach, dann nehmen Sie's als Kompliment.

Aber sich selbst können Sie nichts vormachen. Es ist wirklich ein Jammer. Wenn es tatsächlich so ist, dass frau so jung ist, wie sie sich fühlt, dann vergreisen Sie ganz allmählich in Ihrer jugendlichen Hülle. Irgendwann fängt es an, und Ihr Körper spielt verrückt. Plötzlich entdecken Sie Dinge an sich, Veränderungen, die mit einem Mal da sind wie ein Fluch. Und panisch denken Sie: Sind das etwa schon die Wechseljahre? Geht das wirklich so früh los, und werde ich bald eine azyklische, vertrocknete alte Dame sein?

Tatsächlich ist es so, dass bei Durchschnittseuropäerinnen die Menopause im Alter um die fünfzig auftritt. Das ist jener magische Moment, in dem die Bindenpackungen und die Tampons in die Tonne getreten werden und wir uns unbeschwert den wirklich wichtigen Dingen im Leben widmen können. Denn dies war die ultimativ letzte Blutung. Keine monatliche Sorge um ungewollte Schwangerschaften mehr, kein Kopfzerbrechen, wie verhüte ich sie. Mit einem freudigen Ausruf »Menopause« können Sie nun zu jedem ins Bett springen und dem Verlangen nach ungezügeltem Sex nachgehen.

Bereits zehn Jahre vor diesem Zeitpunkt, so ab Anfang vierzig, beginnt der Körper mit einem schleichenden Hormonentzug, der durchaus gewöhnungsbedürftig ist. Nicht umsonst passiert das alles nicht von heute auf morgen, sonst würden sich reihenweise die Mütter der Nation aus dem Fenster stürzen. Denn die Veränderungen gehen ans Eingemachte, körperlich und geistig.

Die ganze Malaise fängt mit dem sogenannten Progesteronmangel an. Das ist das Gelbkörperhormon, was die weiblichen Eierstöcke fleißig nach dem Eisprung produzieren. Ab vierzig beginnen aber die meisten Eierstöcke schon zu schwächeln, es wird weniger Gelbkörperhormon hergestellt, und die Zyklen werden kürzer. Andererseits bergen die kurzen Monatszyklen auch einen großen Vorteil: Die Periode kommt zwar häufiger und in kürzeren Abständen, dafür gibt es aber auch öfter und in ebenso kurzen Abständen Eisprünge. Und hormonell gesehen ist die Zeit um den Eisprung ein absoluter Genuss. Sämtliche Drüsen strengen sich an und geben alles, was zu geistigen Höhenflügen, super Flirtlaune, heftigem Begehren und, mit Glück, zu heißem Sex führen kann. Trat dieser Zustand vorher nur alle achtundzwanzig Tage auf, so kann sich der Abstand im Leben einer Frau ab vierzig durchaus um eine Woche verkürzen. Je öfter, desto besser.

Leidig kann aber eine Neigung zu prämenstruellem Kopfweh sein, die durch Progesteronmangel plötzlich zunimmt – auch bei Frauen, die nie Probleme mit Migräne hatten. Und nun kommt es einer Katastrophe gleich, wenn sie ohne Aspirin aus dem Haus gehen. Man sieht die vierzigjährige Frau immer häufiger nächtens vor geschlossener Apotheke. Den Pflasterstein hält sie in der erhobenen Hand, um sie einzuschlagen, diese Scheibe, hinter der die Linderung ihrer Schmerzen wartet. So nachdrücklich wesensverändernd kann Kopfschmerz sein, dass ein ausreichender Medikamentenvorrat die Bereitschaft zu Alltagskriminalität massiv senken kann. Welche Frau möchte schon wegen ihrer Hormonschwankungen im Knast landen?

Im zwischenmenschlichen und beruflichen Bereich sorgen die schwankenden Östrogen- und Progesteron-Spiegel für eine stärkere Stressempfindlichkeit: Frau fühlt sich, als lebe sie in einer ständigen Ausnahmesituation, jederzeit bereit zu explodieren. Dieses dauerhafte PMS-Syndrom wird noch verstärkt durch ein Gefühl, als blase einem irgendwer die Brüste auf. Zuweilen möchte man mit einer Nadel hineinstechen in diese empfindlichen Ballons, um ein erleichterndes Zischen zu vernehmen. Doch so einfach ist es leider nicht. Es können Tage vergehen, bis ein sanftes Streicheln der Brust wieder zum Genuss wird.

Diese Zeit als Rühr-mich-nicht-an ist eigentlich nur erträglich, wenn man sorgsam Hand an sich legt. Eine kräftige und ausdauernde Masturbation sollte ausreichend endogene Glückshormone mobilisieren dürfen, um das Gemüt wieder zu beflügeln.

Tröstlich ist allein die Vorstellung, dass wir uns quasi wieder in der Pubertät befinden. Denn ab einem Höhepunkt bei ungefähr fünfundzwanzig bis dreißig Jahren entwickeln Frauen sich hormonell wieder rückwärts. Unregelmäßige Zyklen, ausbleibende Eisprünge, prämenstruelles Brustspannen und ausgeprägte Stimmungsschwankungen: Kommt Ihnen das alles nicht bekannt vor? Im Grunde sind perimenopausale Frauen nichts anderes als in die Jahre gekommene Teenager. Und so führen wir uns auch auf. Mit der Demonstration unserer Jugendlichkeit versuchen wir, die schwindende Weiblichkeit zu kaschieren. Und das ist ganz richtig so. Denn warum sollten wir uns *nicht* wie halbwüchsige Mädchen gebärden, wenn es die letzte Chance ist, dies zu tun. Und im Wissen darum, dass alle Fruchtbarkeit vergänglich ist, dürfen auch Sie sie regelrecht genießen, diese spätpubertäre Phase. Glutvolles Türenknallen, tränenreiche Versöhnungen, durchgeblutete Slips und die Wärmflasche auf dem Bauch. Lassen Sie sich einfach richtig gehen, es könnte bald das letzte Mal gewesen sein.

Und so verbringen Sie die nächsten zehn Jahre, bis zum tatsächlichen Eintritt der Menopause, in einem fragilen Zustand der Pseudoadoleszenz, der durch die Anschaffung einer Gleitsichtbrille in eine weitere ernsthafte Krise gerät.

Später bekommen Sie auch die Auswirkungen des sinkenden Östrogens zu spüren. Mangelndes Selbstwertgefühl bis hin zu depressiver Stimmung kann Ihnen das Leben zur Hölle machen. Auch springen die Hitzewallungen hinterrücks weibliche Körper an, panikartig reißen Sie sich die Klamotten vom Leib. Dies kann natürlich auch ein idealer Vorwand sein, endlich mal tief ausgeschnittene Kleider zu tragen oder mit Spaghettitops zu zeigen, was man hat, während man sich mit einem Fächer verführerisch Luft zufächelt. Also bitte auch positiv denken: Ganz andere Flirtkonstellationen tun sich hier auf!

Die Schlafstörungen allerdings treiben so manche zum Wahnsinn. Wer schon häufiger mitten in der Nacht wie Hui Buh das Schlossgespenst durch die Wohnung gewandelt ist, heulend vor Verzweiflung, nicht mehr in den Schlaf zu finden, weiß, wovon die Rede ist. Nicht umsonst wird Schlafentzug als Foltermethode und als psychiatrische Therapie angewandt. Er hinterlässt nicht nur tiefe Spuren in Stimmung und Konzentration, sondern kerbt sich unschön in die Wangen, vertieft die Falten und die ganze Unzufriedenheit. Da helfen nur Yoga oder Hypnose, kiloweise Baldrian und ein paar nasse Socken an den Füßen, welche die Hitze aus dem Kopf ziehen sollen. Vielleicht auch ein wenig Trost im Internetchat.

Die Wechseljahre, die Ihnen also in einigen Jahren so drohend bevorstehen, zeichnen sich vor allem durch eine Abnahme des Beziehungs- und Fürsorgehormons Oxytocin aus. Das schmälert das weibliche Helfersyndrom und macht Frauen zu begeisterten Egoistinnen. Zum Glück sind vorhandene Kinder meist schon im Gymnasialalter, das erleichtert die Erklärungen rund um die zunehmenden Scheidungen der erwachten Zornröschen und gibt Raum für mehr Selbstverwirklichung. Diese liegt nun, anders als in jüngeren Jahren, nicht mehr im Kinderfüttern, Töpfern oder Gartenumgraben.

Die Frau jenseits der fünfzig will mehr – und sie kriegt es, wie prominente Beispiele belegen. Israels Außenministerin Tzipi Livni kümmerte sich weniger um Gefühle und hielt nicht bis zuletzt daran fest, den Frieden im Nahen Osten aufrechtzuerhalten. Auch Hillary Clinton kann einstecken – nicht nur privat – und ist als harte Verhandlerin bekannt. Denn da kurz vor den Wechseljahren der Östrogenpegel sinkt, wirkt das Testosteron stärker. Es feuert die Aggressivität an und erklärt die ungewohnte Streitlust. Das weibliche Durchsetzungsvermögen nimmt zu, ebenso die Lust und der Mut zu Karriere und Macht. Es scheint kein Zufall zu sein, dass Angela Merkel sich in die illustre Gesellschaft von weiteren postmenopausalen Politikerinnen begeben hat wie Gloria Arroyo, die Staatspräsidentin der Philippinen, Mary McAleese, die Staatspräsidentin der Republik Irland, Tarja Halonen, Staatspräsidentin von Finnland, oder Helen Clark, Premierministerin von Neuseeland. Doch werden wir Frauen dadurch nicht zur Miniaturausgabe großer Männer. Nein, weit gefehlt. Wie in der Pharmakologie gilt auch hier der Grundsatz: Die Dosis macht das Gift. Während manche Männer des Testosterons eindeutig zu viel oder diese ihre Hormone nicht richtig im Griff haben und durch risikofreudiges Management Großbanken, Wirtschaftsimperien, ja ganze Länder bankrottgehen lassen, setzen Frauen auf Balance. Auf Diplomatie. Kein Wunder, dass es Überlegungen gibt, im Zuge der Risikominimierung auch in der Wirtschaft gezielt Frauen zu fördern.

Geübt im Einsatz der weiblichen Soft Skills und mit Hilfe einer ausbalancierten Östrogen/Testosteron-Hormonausstattung wird es uns dann endlich gelingen, auch in diese letzte Männerdomäne vorzudringen. Die erfolgreiche Frau vereint also das weibliche und das männliche Prinzip, ist quasi Yin und Yang in einer Person.

Lassen Sie sich daher nicht unterkriegen von lächerlichen Stimmungsschwankungen. Wenn Sie hindurchgewatet sind durch diesen hormonellen Gefühlsmorast, werden Sie aufsteigen wie der Phönix aus der Asche und ein gänzlich neues Role Model präsentieren: die postmenopausale Powerfrau.

DIE MACHT DES DEKOLLETÉS

Is das fett, Alte!« So oder so ähnlich dürfte sich ein zeitgemäßes, bei jungen Frauen besonders beliebtes Kompliment anhören. Es darf natürlich weder dem Arsch noch der Wampe gelten, sondern sollte der prall-elastischen Oberweite Respekt zollen. Das tut es mit geradezu anatomischer Präzision. Denn nichts anderes ist die weibliche Brust als ein einziger Fettberg.

Aber dicke Frauen haben es in der magersüchtigen Gesellschaft von heute nicht wirklich leicht. Erstaunlich daher, und irgendwie paradox, dass eine Anhäufung von Fettzellen an der *richtigen* Stelle als schön angesehen wird. Verdrehte Männerhälse, neidische Weiberblicke und sogar Engagements in Filmproduktionen von *James Bond* bis zu den Werken von Regisseur Russ Meyer – alles ist drin.

Neben dem Fett beherbergt die weibliche Brust allerdings auch noch Drüsen, damit sie ihrem Ruf als nährendes Organ auch gerecht werden kann. In diesen Drüsen wird auf Anregung des Hirnhormons Prolaktin die Muttermilch für den Nachwuchs hergestellt, die gleichzeitig als Zaubermittel gegen Wundsein und Hautausschlag hilft. Die Stillerei ist allerdings nicht für alle Frauen ein Genuss, hat sie doch blutige Brustwarzen und ausgelaugte Hängebrüste zur Folge. Wäre die Sache, wie bei den Klappmützenrobben, in nur vier Tagen getan, in denen die Robbenbabys fünf Kilo täglich zunehmen, dann würde es womöglich mehr Stillmütter geben. So jagen engagierte Stillberaterinnen jeder nach mehreren Monaten Quälerei stillmüden Mutti hinterher, um doch noch ein paar Tropfen für den Nachwuchs rauszupressen. Oberweite verpflichtet.

Aber nicht nur die Babys werden von dieser molligen Vorderseite angezogen. Ob im Spind oder unterm Bett, vor allem Männer haben gerne die entblößte Brust im Blick. Dabei ist evolutionsbiologisch eigentlich stets der Po das wichtigste sexuelle Signal gewesen. Da aber durch den aufrechten Gang das weibliche Hinterteil aus dem direkten Sichtfeld der Männer verschwand, musste die Natur die Frauen sozusagen mit einem »Zweitpo« ausstatten und verpasste ihnen daraufhin ein paar Titten. In Form und Konsistenz nicht gar so verschieden.

Aufgrund der phänomenalen Wirksamkeit dieses neuen Schlüsselreizes stieg der Busen bereits in alten Kulturen zum Symbol der Macht und der Potenz auf, wie die Statuen großbusiger Urgöttinnen, die »Venus von Willendorf« oder die erst im Jahr 2008 entdeckte »Venus vom Hohlen Fels« eindrücklich vorführen. Über 25 000 beziehungsweise 35 000 Jahre sind sie alt!

Erstaunlich aber, dass es so lange dauerte, bis Frauen, die diese Insignien der Macht tragen, auch wieder einflussreiche Positionen beziehen konnten. Die Vermutung, dass die männliche Elite die mystisch besetzte Körperlichkeit aus patriarchal-strukturellen Gründen zu ignorieren versucht(e), liegt natürlich nahe. Aber es gelang ihr nicht wirklich.

Zusätzlich zu den wackeren Biertrinkern, die sich mit Hilfe des östrogenähnlich wirksamen Hopfens eine Bierbrust antrinken, leiden immer wieder Männer am Brustneid. Die einen werden rührende Väter, die dem Nachwuchs zu jeder nächtlichen Stunde das Fläschchen geben, die anderen mutieren zu Tittenfetischisten.

Und Frauen, die von der Natur nicht eben großzügig bedacht wurden, rüsten mittels Silikonprothesen auf. Mit ein

wenig Körpereinsatz, das ist bekannt, kommt frau leichter
zum Ziel, sei es ein Engagement als Model, die teure Uhr
oder auch das Wunschkind. Aber um mit den Waffen der
Frau kämpfen zu können, müssen wir diese erst einmal besitzen. Ein Hoch auf die Schönheitschirurgen, diese Multiplika-
toren der wahren Emanzipation. Was haben sie nur für unser
weibliches Selbstbewusstsein getan! Keine hässlichen Entlein
mehr, nur stolze Schwäne. Ohne die wackeren Operateure
wäre der Siegeszug brustprothetisch versorgter Wuchtbrum-
men in Film und Fernsehen gar nicht möglich gewesen, und
die jungen Mädchen würden orientierungslos umherirren auf
der Suche nach geeigneten neuen Role-Models.

Die Weihnachtsindustrie allerdings könnte davon profitieren, stünden doch endlich wieder andere Dinge auf den Teen-
ager-Wunschlisten als die maßgeschneiderte Brust.

Biologische Vielfalt zeichnet nämlich auch die Möpse
aus. Große, kleine, spitze, flache, hängende oder ballonartige
Brüste kann man in Brustgalerien im Internet bestaunen und
mal nach außen, mal nach innen schielenden Brustwarzen
zuzwinkern. Alles kein Grund, unruhig zu werden und sich
in die »richtige« Norm hineinoperieren zu lassen. Sagen die
Psychologen. Die plastischen Chirurgen halten dagegen: Ein
ästhetisches Problem sei mittels hohen Qualitätsstrebens in
den Griff zu bekommen. Anatomisch geformte, auslaufsiche-
re Implantate aus Silikongel von verschiedener Konsistenz,
Kochsalzlösung oder Hydrogel gewährleisteten eine lebens-
lange Garantie. Das hört frau doch gerne und freut sich, denn
eine solche Garantie gibt es weder auf Beziehungen noch auf
Geldanlagen, und die Brust, so wissen jetzt auch Sie, ist quasi
beides in einem: wichtig für Ihre sexuelle Beziehung, aber auch
als Geldanlage für den Chirurgen. Denn in dreißig Prozent
der Fälle kommt es zu Komplikationen, die weitere Operatio-

nen notwendig machen. Seien es Schmerzen oder eine harte Fibrose, die den Oberkörper wie ein Brustpanzer einschließt. Da wird dann aufs Neue operiert, und irgendwer muss das ja bezahlen, im Zweifel die verzweifelte Frau selber. Denn wenn sie versucht, mit Schimpftiraden gegen einen Scharlatan vorzugehen oder einen Operateur mit Drohungen dazu zu bewegen, die »Schönheitsoperation« wieder rückgängig zu machen, riskiert sie, wie das Model Karen Mulder hinter schwedischen Gardinen zu verschwinden.

Tja, wer schön sein will, muss leiden, das ist ein uraltes Gesetz. Bei brustoperierten Frauen kann das eine Gesundheitsschädigung durch Silikonallergie bedeuten, aber auch, dass ihr Arzt die Ergebnisse einer womöglich lebenswichtigen Mammografie nur noch eingeschränkt beurteilen kann. Und kleine Empfindlichkeiten wie das Nachlassen der Erregbarkeit der Brustwarze und dadurch weniger Spaß am Sex werden nicht weiter thematisiert. Vielleicht sollte man jeder Frau, die sich einer Brustoperation unterzieht, auch gleich ein Brustwarzenpiercing empfehlen, damit sie dann dort überhaupt noch was spürt. Neuartige Techniken wie Aufspritzungen der »Airbags« mit Hyaloronsäure kommen sogar ohne Narkose und Messer aus. Dafür muss man die Möpschen regelmäßig damit nachimpfen lassen, da das Macrolane-Gel vom Körper zersetzt wird. Das geht ins Geld, und die Sache ist so schwer kündbar wie ein automatisch sich verlängerndes Zeitschriftenabo.

Artemis, die griechische Göttin der Jagd, des Mondes und des Waldes, Hüterin von Reichtum, Frauen und Kindern, wird im Tempel von Ephesos mit *Dutzenden* von Brüsten dargestellt. Sie hängen an ihrem Oberkörper wie ein riesiges göttliches Euter, die einen größer, die anderen kleiner, und starren in unterschiedliche Richtungen. Sie sind Ausdruck sowohl großer Macht als auch einer vielschichtigen Weiblichkeit.

Natürlich liegt nichts näher, als auch unsere Landesmutter mit Artemis zu vergleichen. Denn man kann nicht umhin, hinter der Freimütigkeit, mit der die Kanzlerin anlässlich musikalischer Festivitäten ihr Dekolleté präsentiert, eine subtile Machtdemonstration zu erkennen. Und beeindruckend ist er schon, der gewährte Einblick. Qualität statt Quantität, um beim Vergleich mit der ephesischen Artemis zu bleiben.

Stellt sich für die Durchschnittsfrau mit mittlerer Körbchengröße aufs Neue die Frage, ob sie ihrer Oberweite die natürliche Form belassen oder vielleicht doch expandieren sollte. Sich die Brüste jedoch nicht vergrößern, nein, lieber gleich vervielfachen zu lassen! Brustvergrößerungen sind out, Busen*transplantationen* sind die wahre Zukunft der Brustchirurgie! Denn viel hilft viel.

Das behauptet zumindest der Volksmund.

Wollen Sie sich durch einen aufgepumpten, doppelbrüstigen Ersatzhintern zum Sexobjekt degradieren lassen?

Nein!

Wollen Sie wirklich etwas darstellen?

Ja!

Also, wenn Sie es denn nicht lassen können, nehmen Sie statt der läppischen Silikonimplantate lieber zwei Cup-C-Transplantate, die sie oberhalb des ursprünglichen Vorbaus installieren lassen, zusätzlich zwei darunter und knapp über dem Nabel die siebte Brust. Denn sieben ist eine magische Zahl, und was soll die ganze Prozedur denn anderes bewirken, als dass Sie sich die Magie der Macht aneignen?

WER BRAUCHT SCHON DAMEN-DOPING?

Nicht jede aber lässt gerne Langmesser an sich heran. Gut, dass es da noch andere Dinge gibt, die wir in eigener Regie tun können, um uns so weit in Form zu bringen, dass wir auf der Bühne des Lebens bestehen können. Vor allem dann, wenn die Lebensenergie zu schwinden droht. Was den Schweinen recht ist, ist den Frauen nur billig. Genau, ich rede vom Hormondoping.

Östrogen heißt das Zaubermittel, das vor zwanzig Jahren seinen heimlichen Siegeszug in der Schweinemast antrat und durch vermehrte Wassereinlagerungen das Lebendgewicht der Zuchttiere heraufsetzte. Gleichzeitig setzte sich auch in der Frauenheilkunde der Trend durch, jede Frau bis ins Grab mit Hormonersatz zu füttern, damit ihre Haut sich straffe, die Haare glänzten, Knochenschwund und Zahnverlust und alle unangenehmen Wechseljahrsbeschwerden auf die Zeit nach ihrem klinischen Tod vertagt würden. Doch leider haben diese Wundermittelchen auch unangenehme Nebenwirkungen, und manch eine bezahlte die vermeintliche Dauerjugend mit dem Tod durch Brustkrebs oder Herzinfarkt.

Das Östrogen in der Tierzucht wurde verboten, und die Hormontherapie der Frau in den Wechseljahren wird nur noch für einen begrenzten Zeitraum von fünf Jahren empfohlen. Die Ansprüche an die Frauen hingegen haben sich nicht geändert, sie sind sogar noch gestiegen.

Aber warum müssen Frauen, die ein halbes Jahrhundert erfolgreich hinter sich gebracht haben, noch immer nett und adrett sein und stets gut drauf? Im Bett ein Vulkan, keine

Falten im Gesicht und als Köchin mindestens eines Sternes würdig. Haben sie nicht schon genug geleistet in ihrem Leben, die Kinder erzogen, dem Mann den Rücken freigehalten, selber Karriere gemacht oder einfach immer nur die Treppen der anderen gewischt, um sich jetzt endlich mal zurücklehnen und in Ruhe alt werden zu dürfen? Langsam vor sich hinzuschrumpeln wie ein duftender Weihnachtsapfel und dennoch geliebt zu werden?

Aber nein, viele dieser Heldinnen des Alltags werden just in dem Augenblick, da sie das sechste Lebensjahrzehnt erreichen, von dem Gatten gegen ein jüngeres Modell eingetauscht, als sei der Leasingvertrag für sie endgültig abgelaufen. Sie dürfen sich nun ihrerseits wieder nach einem Gefährten umsehen und müssen froh sein, einen zwanzig Jahre älteren Knacker abzukriegen. Diejenige, die noch nicht verlassen wurde, setzt alles in Bewegung, um tunlichst nicht in diese Situation zu geraten.

Da bietet sich bei den intakten Exemplaren, also den Frauen, die noch im Vollbesitz ihrer inneren und äußeren Geschlechtsorgane sind, das kombinierte Östrogen-Gestagen-Doping an. Die Wirkung des Östrogens wird ergänzt durch das auch illegal in der Kälbermast verwendete Testosteron oder auch durch das Gestagen MPA, was hin und wieder in verseuchtem Futtermittel in die Muskeln von Europas Schweinen gelangt. Bei jungen Frauen würde das MPA zu einem Ausbleiben von Schwangerschaften führen, was bei den Wechseljährigen ein zu vernachlässigender Effekt ist.

Wenn es aber unmöglich ist auszuschließen, dass wir über unser Wiener Schnitzel, über mit Frauen-Urin-Östrogen verschmutztes Trinkwasser oder durch mit Wachstumshormonen versetzte gebratene Kalbsleber Hormone zu uns nehmen, warum sollten wir dann auf ein paar Milligramm mehr oder weniger verzichten, die wahren Gewinn an Lebensqualität versprechen?

Selbst Männer kommen langsam darauf, und das nicht nur im Leistungssport. Ist Hormondoping bei Radfahrern, Boxern oder Gewichthebern ein Tabu, hat es sich zu einem neuen Trend bei amerikanischen Rappern wie 50 Cent oder Timbaland entwickelt. Die häufig mit nacktem Oberkörper auftretenden Sänger und Entertainer versuchen, sich in Nachahmung des Frauendopings neben photogener Muskelmasse die ewige Jugend zu sichern. Hier hat, ähnlich wie bei ihren menopausalen weiblichen Dopingkolleginnen, die Körperkontur rein optische Wirkung – um mehr Kraft geht es nicht. Was in Europa scheinheilige Empörung hervorruft, denn die Hormonersatztherapie ist für viele Frauen nichts anderes als kosmetisches Doping.

Jene, welche die Vorteile der medikamentösen menopausalen Leistungssteigerung aber für sich ausnutzen will, hat die Qual der Wahl. Es werden Hormone ganz legal in vielfachen Kombinationen als Tabletten und Dragees. Pflaster, Gels, Cremes und Spritzen angeboten.

Wir können uns das Hormon aber, auch nicht unerotisch, direkt als Zäpfchen in die Scheide schieben. Das hat den Vorteil, in geringerer Dosierung die sextechnisch relevanten Wirkungen der verbesserten Scheidendurchblutung und des Aufpeppens des Muschischleims direkt in die Wege zu leiten, ohne die Gefahr, an einer Thrombose oder einem Schlaganfall zu sterben. Die clevere Alternative für die sexuell aktive Alte!

Bleibt die Frage nach den angeblich anderen lebenswichtigen Wirkungen der Hormone, beispielsweise auf die Knochenfestigkeit oder das Gehirn. Auch da enttäuschen die Ergebnisse großer Studien. Weder konnte die Rate der zerbröselnden Oberschenkelhälse statistisch signifikant gesenkt werden noch die der Deppen. Im Gegenteil, Demenz und Alzheimerkrankheit kommen bei Frauen, die Hormone nehmen, sogar häufiger vor. Wenn Sie aber aus familiären, politischen oder auch sonstigen Gründen das Leben nicht mehr ertragen, wegen Ihrer religiösen Überzeugungen allerdings den Freitod scheuen, dann versuchen Sie doch einfach, mittels Hormonen den geistigen Selbstmord zu verüben. Rein statistisch gesehen müsste es einigen wenigen Frauen gelingen, sich mittels Hormontabletten in die Altersdemenz zu verabschieden.

Wer aber noch lange und lustig leben will, der sollte die Pillenschachtel in den Müll werfen und endlich den Arsch aus den Federn kriegen. Denn nichts festigt den Knochen mehr, ermuntert die depressive Karrierefrau und beugt bösartigen Krankheiten sowie Herzinfarkt und Übergewicht vor als Sport. Rennen, Laufen, Hüpfen, Schwimmen, Rad fahren oder als »Stockente« durch die Parks walken, alles ist erlaubt, was das Herz ein wenig schneller klopfen lässt und die Muskeln und Knochen in Schwingung versetzt.

Körperliches Training ist der ideale Jungbrunnen und lässt sich häufig auch in netter Gesellschaft ausüben, was vor allem für die wütende, verlassene Single-Oma von großer Bedeutung ist. Da kann sie sich im Fitnessstudio an wackeren Waschbrettbäuchen sattsehen oder vielleicht beim Skifahren den braun gebrannten wedelnden Willi, seines Zeichens rüstiger Rentner, kennenlernen. Lassen wir diese Chance auf geistige und seelische Gesundheit sowie körperliche Attraktivität und Fitness nicht ungenutzt!

Es kostet zumeist nur einen ordentlichen Tritt in den Hintern der inneren Schweinehündin, und die Laune bessert sich mit jedem Schweißtropfen.

Apropos Schwitzen: Das ist das als am nervigsten empfundene Symptom aller Frauen, die gerade in den Wechseljahren stecken. Völlig unverständlich. Denn erstens schwitzen die bewunderten Leistungssportler auch. Und wie. Und alle finden sie toll. Wenn wir also joggen gehen, dann befehlen wir unserem Körper damit selbst, dass er triefen soll. Einmal im Einvernehmen mit sich selbst geschwitzt ist besser als unfreiwillig jede Nacht.

Die Hitzewallungen erlauben uns aber auch, im Winter leichte Kleidung zu tragen. Jüngere Frauen werden neidisch herüberschielen, haben sie doch beinahe ein halbes Jahr weniger die Gelegenheit, ihr Dekolleté oder die zarten Schultern zu entblößen. Machen wir also ausgiebig Gebrauch davon. Geizen wir nicht mit unseren Reizen und haben bald womöglich einen jugendlichen Hecht an der Angel.

Im Übrigen werden Soja, Rotklee, Traubensilberkerze und Salbei von Kräuterkundigen als alternative Mittel ohne tödliche Nebenwirkungen gegen Wechseljahrsbeschwerden eingesetzt. Sie sind nicht der Verschreibungspflicht unterworfen und noch in keinerlei Dopingskandal verwickelt. Was für diejenige äußerst wichtig sein dürfte, die nach politischer Macht oder öffentlichem Ansehen strebt.

Wenn Sie sich also mit dem Gedanken tragen, eine Zweitkarriere als postmenopausale Prominente zu machen, wäre ein empfehlenswerter, unverfänglicher und pharmafreier Künstlername für den ersten Ihrer Auftritte: Soja Salbei!

SCHMERZ LASS NACH!

Wissen Sie, warum wir Frauen aber auch schon vor Beginn der Wechseljahre besser für Führungspositionen geeignet sind als Männer? Wir besitzen die größere Leidensfähigkeit. Ganz nach dem Motto: »Was mich nicht umbringt, macht mich stark« gehen wir nach vielen schmerzvollen Erfahrungen gestählt in den Kampf der Geschlechter.

Doch zunächst müssen wir durch eine intensive Leidensphase schreiten, ein Schmerz-Kontroll-Programm absolvieren, uns eine Hausapotheke verschiedener Schmerzmittel zulegen, diverse Yoga- und Rückenschulungen sowie den Crashkurs »Wie ich die Arzthelferin davon überzeuge, dass ich ein Notfall bin« ableisten. Nicht zu vergessen das Kommunikationstraining in Jammern und Klagen sowie das Erlernen der nachhaltigsten Argumentstrategien mit dem Ziel: »Kümmere sich doch endlich einer auch mal um mich!«

Anwendungsmöglichkeiten finden sich dafür reichlich in einem langen Frauenleben. Es beginnt in dem Moment, da die erste Regel das Mädchen zur Frau macht. Denn ab diesem Zeitpunkt setzt das monatliche Karussell der zyklischen Schmerzen ein. Manch eine verspürt es bereits in der Mitte des Monats, wenn der Eisprung einen ziehenden Schmerz im Eierstock auslöst. Das ist nur natürlich, dehnt das wachsende Ei doch das Häutchen, unter dem es liegt, so lange, bis es platzt und die Eizelle springt. Darauf folgt, eine Woche später, der prämenstruelle Kopfschmerz, durch den Hormonabfall ausgelöst, der abgelöst wird durch quälende Unterleibskrämpfe, welche die Blutung begleiten. Daraufhin nur eine Woche Verschnaufpause und die Pein beginnt aufs Neue.

Hat sich das Mädchen erst daran gewöhnt, kommen die seelischen Martern der ersten Liebe dazu. Der klopfende Herzschmerz, der zwangsläufig in Liebeskummer mündet. Dieser lässt sich meist nur durch wahlloses Küssen vertreiben, obwohl auch dabei Gefahren lauern: der Zungenbiss oder die blutende Lippe oder gleich ein dicker Bluterguss, freundlicherweise als Knutschfleck bezeichnet.

Ist erst das Vorspiel mit seinen leichten Blessuren überstanden, kommt es zum eigentlichen Paradoxon: dem schmerzhaften Koitus. Warum nur, fragt das Teeniegirl sich zu Recht, hat die Göttin vor den Spaß die Entjungferung gesetzt? Was hat dieses dämliche, auch Hymen genannte Jungfernhäutchen nur für einen Sinn? Frauen laufen doch nicht mehr nackig durch den Urwald, gegen dessen Bakterien es sie ursprünglich schützen sollte. Wir können nur hoffen, dass die Evolution nicht noch länger pennt und diese elendige Barriere sich irgendwann einmal wieder zurückentwickelt.

Ist die Defloration aber unter mehr oder weniger großem Blutverlust über die Bühne gegangen, gibt es auch noch das Problem der Größendifferenz. Will heißen, nicht jeder Schlüssel passt in jedes Loch, und es können Schmerzen auftreten:

1. beim Eindringen in die Muschi

2. bei heftigen Wippbewegungen durch Anstoßen an den Muttermund

3. beim Dehnen des Polochs, bei denen, die's gern »griechisch« mögen.

Dieser Problematik kann man nur durch häufiges Üben begegnen, da die Dehnbarkeit der Schleimhäute legendär ist und mit den Anfangsschwierigkeiten schnell versöhnt. Hat die durchschnittliche junge Dame sich dann endlich sexuell

gar häuslich eingerichtet, ihre Vorlieben und Möglichkeiten
entdeckt und weidlich ausgenutzt, können Pipi-Probleme und
intime Infektionskrankheiten eine breite Palette verschiedener Schmerzarten mit sich bringen, die alle einmal auspro-
biert werden wollen.

Meist sitzt sie im Unterleib, die gemeine Qual, und ziept in
der rechten oder linken Seite, als drehe ein bösartiger Zwerg
einem die Eingeweide um eine Winde. Das kann wahlweise
eine Zyste am Eierstock sein oder eine eitrige Entzündung. Es
kommt aber auch eine Verwachsung oder eine hinterhältige
Attacke versprengter Gebärmutterschleimhaut, kurz Endome-
triose genannt, in Frage. Manchmal liegt es aber auch am
Blinddarm oder an gar nix. Heutzutage sagt man dazu dann
Psychosomatik, früher hieß es Hysterie.

Was folgt, ist klar. Eine Untersuchung beim Arzt muss
sein, und die ist auch meist alles andere als angenehm. Kalte
Spekula spalten den verkrampften Lusttunnel, zwei Wurst-
finger schieben sich hinterher, und mit Schmackes wird auf
den Bauch gedrückt, um jede Unregelmäßigkeit der inneren
Organe zu erfühlen. Da der Mensch jedoch nicht aus Glas
und der medienbewusste Doktor bilderfixiert ist, bleibt vielen auch das Eindringen des kühlen Ultraschallstabes nicht
erspart. Was hilft's: Immer locker bleiben und gute Miene
zum bösen Spiel machen. Vielleicht stellen Sie sich einfach
vor, es sei ein aufregendes Liebesspiel mit einem neuartigen
Dildo und gewinnen der Situation einen, zugegebenermaßen
mäßigen, erotischen Kick ab.

Ist so weit dann alles wieder im grünen Bereich und die
biologische Uhr tickt fröhlich vor sich hin, gibt es immer auch
die ein oder andere Frau, die das Martyrium einer Schwangerschaft nicht scheut, um sich fortzupflanzen. Undefinier-
bare ziehende Schmerzen erwarten diese Tapfere, die später

durch heftige Tritte des ungeborenen Sprösslings in Eingeweide, Blase, Leber und Milz abgelöst werden. Eine Dehnung
der Mutterbänder, an denen die Gebärmutter aufgehängt ist,
und der Schambeinfuge machen jeden einzelnen Schritt zur
Qual, und in den meisten Fällen summiert sich zu dem ganzen Elend noch ein heftiger Rückenschmerz.

Würde sie nicht endlich Erlösung aus diesem Zustand versprechen, die Geburt wäre nichts, was eine Frau freiwillig
über sich ergehen ließe. Schon die Wehen rauben ihr den
letzten Verstand, sie beschimpft den Partner wüst oder setzt
vorzeitig ihr Testament auf. Verständlich, denn durch diese in brutalen Wellen über sie hereinbrechenden Krämpfe
wird die Frau an ihre ureigensten Grenzen gebracht. Nichts
dagegen ist jede Spielart des Sadomasochismus. Zumindest
lässt sich durch eine vaginale Entbindung herausfinden, ob
Schmerzspiele geil sind oder einfach nur eine Zumutung.
Hat die Hebamme mit einer scharfen Schere auch noch den
Damm durchgeschnitten, was man ja angeblich gar nicht
merkt, piekst der anwesende Arzt flugs noch eine Spritze
hinein, die zwar das Zusammennähen erträglicher machen
soll, an sich aber noch einer weiteren, bagatellisierten Foltermethode gleichkommt.

Doch damit nicht genug. Diejenige, die denkt, nun habe
sie mit ihrem Baby den Hauptpreis gewonnen, irrt. Denn
einen Tag später beginnt die Brust zu schmerzen und im
Milcheinschuss zu schwellen, als werde an der Tankstelle ein
Reifen aufgepumpt. Selbst wenn der Säugling sich zügig dazu
entschließt, die Brust zu nehmen, bezahlt sie die Entlastung
mit blutigen Nippeln und gelegentlich auch der ein oder
anderen Brustentzündung. Eiter, Not und schlaflose Nächte
sind die Folge.

Die Frage ist nun, muss das so sein?

Zunächst zum Schmerz. Er ist die Alarmglocke bei jeder körperlichen Bedrohung. Sobald wir ihn verspüren, gilt es, innezuhalten und dem geschundenen Leib zu Hilfe zu eilen. So paradox es klingt, der Schmerz hat eine Schutzfunktion, ist unser Verbündeter, um langfristige schwere Schäden zu vermeiden.

Das ganze Leben haben wir Frauen nun Zeit, uns an diesen schwierigen Koalitionspartner zu gewöhnen. Und wer mit chronischem Unterbauchschmerz fertig wird, hat sowohl in der Politik als auch bei anderen Verhandlungen leichtes Spiel. So sollten Sie also glücklich sein, dass Ihnen die Möglichkeit gegeben wird, sich in engen diplomatischen Kontakten zu üben! Wir können nur erahnen, was für körperliche Not Frau Thatcher hinter sich gebracht hat, bevor sie in der Lage war, die englische Nation mit derart festem Griff zu führen.

Und haben Sie sich eigentlich schon einmal klargemacht, dass Frauen so viel mehr aushalten müssen und trotzdem die höhere Lebenserwartung haben? Männer wären gar nicht in der Lage, mit den Anforderungen, die an ein Frauenleben gestellt werden, fertig zu werden. Rein genetisch sind wir Frauen das stärkere Geschlecht, das haben Studien zu den Überlebenszeiten extrem frühgeborener Säuglinge gezeigt. Afroamerikanische Mädchen hatten dabei die mit Abstand größten Überlebensraten, gefolgt von weißen Mädels und schwarzen Jungs. Die weißen Knaben hingegen starben wie die Fliegen im Vergleich zu ihren farbigen Kolleginnen. Sie halten einfach weniger aus.

Aber das wissen Sie natürlich. Vielleicht haben Sie selbst so einen Pantoffelhelden zu Hause auf der Couch sitzen? Männer brauchen Unterstützung, jemanden, der das von ihnen Delegierte umsetzt, ihnen Tee bringt, wenn sie an einer tödlich scheinenden Erkältung erkrankt sind, und der ihnen ansonsten den Rücken frei hält. Raubmörder, eifersüchtige Geliebte, anhängliche Kinder – Frauen wird seit jeher zugetraut, mit all diesen Störenfrieden allein fertig zu werden, sie abzuwimmeln, damit der Gatte nicht darunter leide. Und die aus dieser Tätigkeit erwachsene Kompetenz zusammen mit der in Auseinandersetzung mit dem Schmerz erworbenen Härte könnten Sie nun zu Ihrem eigenen Vorteil nutzen.

Bereits in der Antike besiegte die nubische Herrscherin Amanischacheto den ersten römischen Kaiser Augustus. Den Bronzekopf einer erbeuteten Augustusstatue legte sie unter die Türschwelle zu ihrem Thronsaal, um ihn jeden Morgen mit Füßen zu treten. In unserem Zeitalter wurde lange Jahre die strategisch einflussreichste Position in der amerikanischen Politik – der Posten des Außenministers – von einer farbigen Frau besetzt. Was das heißen soll? Dass es noch Hoffnung gibt, natürlich! Wenn Angehörige der doppelt diskriminierten Bevölkerungsgruppe »schwarze Frau« die Macht für sich zu nutzen wissen, dann können Sie es auch.

Sehen Sie die schmerzhaften Jahre also als Einarbeitungszeit. Lehrjahre sind keine Herrenjahre, und wie diese Sprüche alle heißen. Nach dieser entbehrungsreichen Phase des Schmerzmanagements, die sich durch unser aller Leben zieht, kommt mit der Menopause später endlich der Wechsel. Change now! Frei von allen Ansprüchen, die das Leben, die Gesellschaft und die Männer an unsere Körper stellen, brechen die Herrenjahre für die Frau dann endlich an. Ohne Schmerzen, ohne Hormonkarussell und frei von jeglicher Aufzuchtspflicht können wir endlich einmal das tun, was wir wirklich wollen.

Von der

HOBBYZICKE

zur
Diplompatientin

Ungeduldigen Ärztinnen und Ärzten ist sie jedoch ein Graus, die Frau, die weiß, was sie will, die Hobbyzicke, die jede medizinische Indikation hinterfragt. Die sich nicht die Gebärmutter herausnehmen und sich nicht impfen lässt, die dreimal nach der Strahlenbelastung des Mammografiescreenings und den Kosten für den zusätzlichen Ultraschall fragt. Die also nicht einfach das tut, was man ihr sagt. Dabei ist das die einzige Form, in seinem Körper zu Hause zu sein, voller Neugier Fragen zu stellen und einzusehen, dass auch in der pseudowissenschaftlichen Medizin eindeutige Befunde einen hohen Seltenheitswert haben. Denn hier herrscht im Gegenteil die Zwei- und Vieldeutigkeit vor, die jeder armen Frau logischerweise undurchschaubar erscheint. Nicht zu vergessen, dass es außer den persönlichen Interessen der Frau und des Arztes auch noch die diverser anderer Gesundheitssystem-Parasiten zu bedenken gibt.

Die hier angeschnittenen Themen sollen nur einen provokanten Einblick in die Vielschichtigkeit medizinischer Entscheidungen geben und Ihre Bereitschaft fördern, sich höchstkörperlich ernstzunehmen. Sie sollen Lust machen, sich selbst ein wenig schlauzumachen und mit geballter weiblicher Patientenkompetenz zur selbstbestimmten Hüterin des eigenen Grals, Ihres so wunderbaren Frauenkörpers, aufzuschwingen.

DER WARTEZIMMERBASAR

Der Winter ist in jedem Jahr früher dran. Überzeugend weiß läutet er bereits im November die Adventszeit ein. Nicht zu übersehen die Weihnachtsbeleuchtungen in den Straßen, die Spekulatiusberge allüberall. Beim Bäcker stehen zuckerbespritzte Lebkuchenhäuschen, Adventskalender für Erwachsene füllen die Regale der Lifestyle-Läden, und Weihnachtslieder dringen aus sämtlichen Lautsprechern.

Das Angebot ist bunt und vielfältig und macht selbst vor Arztpraxen nicht halt: Eine bunte Palette verlockender Offerten liegt in den Wartezimmern aus. Alles, was die Krankenkassen nicht (mehr) bezahlen oder was dem derzeitigen Wellnesstrend entspricht, kann gegen bare Münze geordert werden. Es gibt ganze Listen. Dazu Preise wie auf der Speisekarte eines gehobenen Feinschmeckerrestaurants.

Was die Botoxspritzen und Krebsvorsorge dem Hautarzt, sind die mikrobiologische Therapie und Vitamin-C-Infusionen dem Allgemeinmediziner. Wie wäre es also mit einer Osteodensiometrie – strahlenfrei durch Ultraschall – für fünfzig Euro oder doch lieber die Bachblütentherapie für sechzig? Diagnostik und Behandlungen gehen wild durcheinander. Der reinste Basar. Auch bei den Gynäkologen. Mammografie kostet extra und Ultraschall der Eierstöcke auch. Vielleicht sollte man versuchen zu handeln: Zweimal Brustultraschall gibt einmal Eierstöcke gratis dazu?

Man muss die Mediziner auch verstehen: Wer lässt sich schon gern in Punktwerten bezahlen, wo der Euro mittlerweile die harte Währung Europas ist? Wir sind doch keine

Neandertaler mehr, die Muscheln und Steinchen gegen Mammutsteaks tauschen. Und die Punktwerte entsprechen einigen Cents, nicht etwa Euro. Da kann ein Arzt schon mal den Überblick verlieren, schließlich ist er Mediziner und kein Betriebswirt. Also Leistung gegen Bares. Das ist irgendwie reeller.

Fragt sich nur, was von diesen ganzen homöopathischen Anamnesen, Impfungen oder Eigenbluttherapien sinnvoll ist. Der Überblick geht leicht verloren, die Versuchung ist groß, sich im Sinne der Gesundheitsprävention etwas Gutes zu tun, am besten etwas, das viel hermacht, etwas exotisch ist oder zumindest schön weihnachtlich glitzert. Ayurvedische Medizin vielleicht. Oder Traditionelle Chinesische?

Klar, dass der Hautarzt Anti-Aging macht, aber die Gynäkologin? Schönheit kommt von innen, liest man im Prospekt, das in der Praxis ausliegt, und die teuren Enzympräparate werden gern von engagierten Kollegen jeder Fachrichtung verschrieben. Jeder möchte mitmischen, denn die Praxen finanzieren sich häufig nur noch über die Privatpatienten. Ein Lob den Ärzten, die überhaupt noch Kassenpatienten behandeln! Der Eid des Hippokrates scheint auf ein einfaches »Nihil nocere!« (lapidar übersetzt: Kann ja nichts schaden) geschrumpft worden zu sein.

Und in der Tat, es schadet keine der vielen sogenannten Individuellen Gesundheitsleistungen (IGEL). Doch misstrauisch wird man schon angesichts der bunten Verpackungen und blumigen Beschreibungen. Man mag sogar den Drang verspüren, auch auf dem Gebiet der eigenen Gesundheit zum Konsumverweigerer zu werden. Ich bin doch nicht blöd, denkt die geizgeile Patientin – und wenn sie ihre Krebsvorsorge kriegen kann, ohne die zehn Euro zu bezahlen, dann lässt sie sich eben schweigend auf den gynäkologischen Stuhl platzieren, sagt abgesehen von »Guten Tag« und »Auf Wiedersehen« kein einziges Wort und behält ihre Fragen lieber für sich. Beratung wird auch von ihr kaum mehr honoriert. Dahin ist die gute Arzt-Patientinnen-Beziehung. Weggespart vom Gesundheitssystem und den Patienten gleichermaßen. Was übrig bleibt, sind die Leistungen, die von den Krankenkassen zu einem modernen Stoppelschnitt zurechtgestutzt wurden, der nicht jedem steht. Wenn also Eierstockkrebs bei einer jungen Frau auftritt, die von ihrer Gynäkologin niemals einen Ultraschall bekommen hat, da die Kasse dies nicht zahlt. Die Ärztin hat sich nicht zur Marktschreierin ihres Handwerks aufgeschwungen – und ist vom Gericht verurteilt worden. Nicht, weil sie den Krebs nicht erkannt hat, nein, das nicht. Sondern weil sie es versäumt hat, die Frau über die Möglichkeit des selbst finanzierten Ultraschalls aufzuklären, von dem die Kasse sagt, er bringe nichts. Ein Widerspruch, dem wir die farbigen Wunschleistungslisten zu verdanken haben. Sie machen den Aufenthalt im Wartezimmer informativer und die Eigenverantwortung größer.

Und Sie, die sich gerade mit den Gedanken tragen, was Sie Ihren Liebsten zum Weihnachtsfest schenken sollen, stimmt es vielleicht sogar ein wenig froh, zwischen all den CDs, Blusen und Parfümflakons eine ungewöhnliche Alternative zu entdecken. Vielleicht gönnen Sie sich selbst den Brustultraschall beidseits für vierzig Euro. Weil Sie es sich wert sind. Ihrer schwangeren Schwester schenken Sie am besten einen Toxoplasmose-Test zum Fest, und für Ihre Mutter bietet sich ein Gutschein für die Sonografie der Eierstöcke an. Denn das ist er, der wahre Luxus in unseren gesundheitsreformerischen Zeiten – und vielleicht haben Sie damit sogar ein Leben gerettet.

BEIM FRAUENARZT
DURCH DICK UND DÜNN

Vor Gott sind alle Menschen gleich. So weit die Bibel. Und vor dem Frauenarzt? Dem intimsten Körperwissenschaftler des weiblichen Geschlechtes? Sind vor ihm auch alle Menschen gleich, oder zumindest alle Frauen? Natürlich nicht.

»Sie sind zu dick.«

Das wäre doch mal ein wirklich charmanter Spruch zur Begrüßung, wie ihn eigentlich jeder Arzt zu über vierzig Prozent der Bevölkerung sagen sollte, nähme er seine Arbeit ernst. Aber tun sie das, die Ärzte? Werden sie in dieser Art und Weise ihrer Verpflichtung, zum Wohle der Menschheit tätig zu sein, gerecht? Nur selten.

Es gibt sie zwar, die vielversprechenden Exemplare, die noch wissen, was sich gehört, und ihren Auftrag wörtlich nehmen. Diese klatschen ihren entblößten Patientinnen mit der flachen Hand auf den Bauch und lehnen ein weiteres Pillenrezept ab, weil frau davon nur noch fetter würde. Mit unvermeidlichem Grinsen. Selten, so hört man von äußerst begeisterten Internetnutzern, nuscheln diese Ärzte auch mit abgewandtem Kopf, trotzdem gut hörbar: »... warum Frauen auch so viel fressen müssen, heutzutage, dass sie sooo fett werden ...«

Das ist nicht wirklich ein ernstzunehmender Ratschlag, bestenfalls ein wohlmeinender Kommentar, der aber immerhin die Betroffene zum Umdenken bringen kann.

Besser zumindest als der resignierte Ausruf: »Dann fressen Sie doch, bis Sie platzen!« Der hilft nun wirklich niemandem weiter. Auch nicht dem Arzt, denn dann hat er eine Patientin weniger. Da versteht man doch den Kollegen besser, der einer Dicken mit den Worten »Da kommt eh kein gesundes Kind raus« eine Schwangerschaft auszureden versuchte, oder den Arzt, der annahm, er könne mit einer Wurmkur die Fettleibigkeit seiner Patientin behandeln. Völlig absurd, aber immerhin ein Versuch.

Die meisten Mediziner belassen es jedoch bei einem Kommentar zur Notwendigkeit einer Diät mit den gönnerhaften Worten: »Wir sollten doch mal abnehmen.« Auch wenn sie selbst eher einer Bohnenstange ähneln als Balu, dem Bären.

Dabei währt ehrlich bekanntlich am längsten. Also sehen wir den Tatsachen ins Auge: Natürlich ist es ein Unterschied, ob eine Person weiblicher Hormonausstattung, also eine Frau, viel Fettgewebe ansammelt, oder ein Mann. Frauen können nicht einfach in Ruhe dick sein wie ihre Göttergatten, die das Unterhemd über der Wampe genüsslich sich spannen lassen und sich dabei ohne Angst, ihren Sexappeal zu verlieren, zufrieden zwischen den Beinen kratzen.

Neben Bluthochdruck, Herzinfarkt, Zuckerkrankheit, Schlaganfall, Arterienverkalkung, Fettleber, Thrombosen, Gelenkerkrankungen, Gallensteinen, die auch schmerbäuchigen Männern drohen, gerät bei uns Frauen zusätzlich auch noch unser labiler Hormonhaushalt durcheinander. Denn in den vielen pummeligen Fettzellen wird Östrogen gespeichert, was die erstaunlichsten Auswirkungen haben kann. Beispielsweise sehr starke oder sehr lange Blutungen. Manchmal kommt die Regel in längeren Abständen nicht, und manchmal streikt der Eierstock komplett. Männliche Hormone können aus dem Östrogen gebildet werden und sich ansammeln, was aber bestenfalls Ihre Stimme absinken lässt, nicht das Gewicht. Da kann frau es wirklich mit der Angst zu tun bekommen und nach Mitteln und Wegen suchen, die ihr beim Abnehmen helfen könnten. Ein Kaufrausch, der die Schokosucht ersetzt, oder eine Meditation, die alle Gedanken an leckere Eiscreme zu verdrängen hilft.

Aber ausgerechnet ein belgischer Mathematiker, ein Mann aus dem Land der feinen Pralinen, wurde mit der Sache betraut und schuf jene Formel, an der sich nun alle orientieren und welche die gesamte Komplexität der Körperwahrnehmung in sich zu vereinen scheint. Den Body-Mass-Index, kurz BMI. Gewicht geteilt durch Körperlänge (in Meter) im Quadrat. Ist schon ein alter Hut, denn mehr als hundert Jahre hat die Formel bereits auf dem Buckel, die bezeichnenderweise für eine Versicherungsfirma erstellt wurde, um das Gesundheitsrisiko der Dicken und ihre Kosten für die Gesellschaft zu berechnen. Es liegt also eine wirtschaftlich orientierte Körpergewichtsberechungsformel vor, der vor allem Frauen sklavisch anhängen. Wir haben doch alle schon mehr als einmal den Massen-Check gemacht und anschließend entweder Trennkost gefuttert oder mit Zirkeltraining begonnen.

Doch könnte man es natürlich auch ganz anders angehen, wenn man keinen Bock mehr hat auf Diäten und Sport. Ziehen Sie einfach die Wurzel aus Ihrem Körpergewicht in Kilogramm geteilt durch den gewünschten BMI, und Sie erhalten die Größe in Meter, die Sie erreichen müssten, um diesem Mathe-Ass, dem BMI-Erfinder Adolphe Quételet, gerecht zu werden.

In Wirklichkeit sind die meisten Frauen nämlich nicht zu schwer, sondern im Vergleich zu ihrem Gewicht einfach zu klein. Ein unerhörtes Missverständnis. Aber es gibt ja die modernen Wachstumshormone.

Mit einem BMI von 18,5 bis 25 liegt man im Normbereich. Fünfundzwanzig bis dreißig zeigen Übergewicht an, bei über dreißig müssen Sie sich »fett« nennen lassen, da angeblich danach süchtig.

Haben Sie Probleme, die magische Fünfundzwanzig zu erreichen? Laufen Sie beschämt mit langem T-Shirt oder Rock durch das gynäkologische Sprechzimmer, um Ihre Oberschenkel zu verbergen oder die Hautfalten, die Ihren Schoß bedecken? Nicht jede kräftige Frau ist eine Beth Ditto, jene Sängerin, die selbstbewusst ihren nackten Rubenskörper auf die Titelseiten bringt.

Aber bedenken Sie, wie unangenehm die Situation erst für Ihren Arzt ist! Soll er Sie auf Ihr Gewicht ansprechen oder nicht? Das sind doch wahre Gewissensqualen. Vielleicht hängt er dem Vorurteil an, dass viele Übergewichtige Identitätsprobleme haben oder unterdrückt aggressiv sind. Wie soll er die Wirkung seiner vorsichtigen Anfrage abschätzen können, zwischen zwei baumstammstarken Schenkeln sitzend, die ihn zermalmen könnten, bräche diese ganze unterdrückte Wut plötzlich hervor? Also belässt er es bei Andeutungen und hofft, dass Sie nur noch selten vorbeischauen, weil Sie aufgrund einer Thrombose oder eines Schlaganfalls nicht mehr gut auf den Beinen sind.

Er hält sich da lieber an die Magersüchtigen.

»Nun iss doch mal!«, sagte schon der Papa zum Baby und stopfte ihm den Brei in den Schlund. Derselbe originelle Spruch fällt nun auch manchem Arzt ein angesichts der zunehmend klapprig werdenden Patientinnen. Es sind nicht mehr nur die jungen Mädels, die gar nicht erst ihre Regel bekommen. Blutarmut, Herzrhythmusstörungen, Osteoporose und Nierenversagen bedrohen ganze Modelriegen. Auch für sie ist die magische Fünfundzwanzig oft unerreichbar, allerdings erweisen sich die jungen Frauen, gemäß dem BMI, meist als für ihr Gewicht zu groß.

Sich gesundzuschrumpfen ist leider nicht möglich, also ist es in dieser Sache von Vorteil, frühzeitig in der Pubertät mit der Magersucht zu beginnen, da dann aufgrund des Nahrungsmangels auch das Längenwachstum nur zögerlich fortschreitet, was den BMI leicht ansteigen lässt.

Und der Frauenarzt hat leichtes Spiel. Eine Hungerbrust ist schneller abgetastet als schwergewichtige Glocken, und durch die dünne Bauchdecke zeichnet sich quasi die Form der Unterleibsorgane ab.

Wirklich Besorgnis erregend ist allerdings die Situation der Normalos. Wenn die Anzahl der Dicken und Dünnen immer größer wird, wo nur bleiben dann die Normgewichtigen? Sie sind, wie es scheint, vom Aussterben bedroht! Kein Mensch redet oder schreibt über sie oder darüber, dass die Zahl ihrer Vertreterinnen zunehmend abnimmt. Und wenn das immer so weitergeht, dann ist sie irgendwann so klein, dass sie sich in der Anzahl der Anorektikerinnen auflöst.

Rettet das Normgewicht! Die Nicht-Über-oder-Untergewichtigen könnten einen speziellen Schutz erfahren. So in etwa wie der Mutterschutz. Denn sie sind es, die den Staat am Laufen halten, nicht an den genannten Erkrankungen leiden und folglich weniger fehlen und mehr arbeiten. Vielleicht wäre auch eine kleine Prämie angesagt, eine Art Bonus, mit dem ihr unauffälliges Streben nach Normalität belohnt wird. Und ihr Verzicht auf Dramatik im Leben. Denn im Grunde genommen wollen auch sie wahrgenommen werden, das will doch schließlich jeder. Doch anstatt mit einem Herzinfarkt oder Zwangsernährung von sich reden zu machen, könnten sie sich ja auch auf andere Art in Szene setzen. Mit Anstecknadeln, wie man sie von AIDS-Galas oder Brustkrebsläufen kennt. Er könnte die Form einer verschlungenen Fünfundzwanzig haben, dieser Anstecker, mit dem man sich zum Normalgewicht bekennt, sich damit solidarisiert, auch wenn er aus der Perspektive vieler Zeitgenossen zunehmend in weite Ferne rückt.

Denn irgendetwas muss endlich geschehen in diesem Land der Möchtegern-Models, damit die Gynäkologen merken, worum es ihren Patientinnen wirklich geht. Damit sie sich weder durch ein rundes noch durch ein klapperiges Äußeres täuschen lassen und endlich den Menschen entdecken, der in jeder von uns Frauen steckt und der mit seinen Ängsten und Fragen ebenfalls als ganz normal wahrgenommen werden will.

PSYCHOTANTEN BEIM SORGENONKEL

Aber haben nur die Dicken das Recht, sich zu schämen? Kostet es nicht jede Frau einiges an Überwindung, den Frauenarzt aufzusuchen? Sie tut dies nur, wenn es gar nicht anders geht, ihre Pillenpackung sich dem Ende zuneigt oder irgendein verflixtes Zipperlein ihr Leben und Lieben sabotiert. Und was ist peinlicher, als wenn das angegebene Symptom sich angesichts der Untersuchungsinstrumente wieder verkriecht? Es den typischen Vorführeffekt zeigt und es auch bei genauestem Nachforschen keine Ursache für das Siechtum zu entdecken gibt? Dann hören wir oft, mit einem zweifelnden Unterton in der Stimme, den Doktor behaupten, wir hätten eine sogenannte funktionelle Störung, irgendwas laufe anscheinend nicht so, wie es soll – ein flüchtiges Schulterzucken –, aber es gäbe keine Erklärung dafür. Und so wird einfach abgewartet. Tolle Therapie.

Ähnlichen Erfolg hätte da auch ein Gang zum Klempner oder zum Friseur gezeitigt. Letzterer hätte wenigstens den Klagen über das prämenstruelle Syndrom oder die Regeltempusstörungen zugehört, sich wirklich Zeit für ein Anteil nehmendes »Du meine Güte!« genommen und uns zuversichtlich die Schulter getätschelt. Dann hätte er eine Reihe Kundinnen angeführt, die an ähnlichen Beschwerden leiden, einige darunter, die noch schlimmer dran sind. Und zufrieden könnten wir nach Hause gehen, frisch geföhnt und in dem Bewusstsein, nicht allein zu sein mit unserem Problem.

Einige Ärzte hingegen sind Meister darin, Frauen das Gefühl zu vermitteln, sie hätten nicht ein Problem mit ihrem

Unterleib, sondern im Gehirn eine Schraube locker. »Psycho-somatisch« seien ihre Beschwerden, sagen sie und machen ein ernstes Gesicht. Auf gut Deutsch: ein Leib-Seele-Problem, das schon seit der Antike bekannt ist.

Das, was uns da präsentiert wird, ist ein Sammelsurium gynäkologischer Diagnosen. Jeder Bauchschmerz, jedes Brust-spannen und jede ausgebliebene Regel können unter anderem auf ein Psychoproblem geschoben werden, genauso wie Schei-deninfekte, Schmerzen jeglicher Art und reichlich Schwan-gerschaftskomplikationen. Man bekommt den Eindruck, dass, wenn die Ärzte nicht mehr weiterwissen, sie in ihrer Not die Diagnose »psychosomatisch« stellen und damit der Patientin den Schwarzen Peter zurückgeben: *Du hast da einen ungelösten Konflikt in dir, sieh zu, dass du den aufarbeitest, erst dann können meine Bemühungen erfolgreich sein.*

Ungelöste Konflikte waren aber nicht immer der vermeint-liche Auslöser. Obschon bereits die Bibel sagt, dass »ein zer-schlagener Geist das Gebein vertrocknet«, ging man früher viel weiter und sah in jeder dieser als Seelenstörung erkannten Krankheiten die Abwendung von Gott, das Böse und Dämo-nische schlechthin. In der Tiefenpsychologie mutierte dies Teuflische später einfach zum unterdrückten tiefenpsycholo-gischen »Es«, und der Weg zur Hysterie war nicht mehr weit.

Heute kann schon mal der Begriff Konversionsneurose auf-tauchen. Er bezeichnet das Phänomen, dass eine psychische Erregung, die nicht adäquat verarbeitet wird, auf ein Organ »überspringt« und dort in Beschwerden umgewandelt wird. Ganz modern wird in neuester Zeit von einem dynamischen bio-psychosozialen Erklärungsmodell gesprochen, was alles und nichts mit in die Verantwortung nimmt.

Das kennen wir doch wirklich alle: Man ist aufgeregt, und der Magen fängt an zu drücken. Oder der Darm spielt verrückt, und man kommt nicht mehr runter von der Klo-schüssel.

Trotzdem wollen wir es lieber nicht wahrhaben. Was hat, fragt sich die Psychosomatikerin verblüfft, meine lang vergangene Kindheit mit meinen akuten Zyklusstörungen zu tun? Meine chronischen – und nicht nur bei Aufregung auftretenden – Bauchschmerzen mit meinem Partner? Und plötzlich haben wir das Gefühl, dass sich unsere Probleme verdoppeln, und bekommen es mit der Angst. Wir müssen nicht mehr einfach nur die Schmerzen bekämpfen und ertragen, sondern gehen im Geiste bereits die Modalitäten einer Scheidung durch oder die beste Art und Weise, unsere Schwiegermutter oder unseren geilen Daddy um die Ecke zubringen.

Es ist aber tatsächlich so, dass viele der als psychosomatisch eingestuften Beschwerden bei Frauen an Übergängen in eine neue Lebensphase auftreten. In Situationen, die eine eindeutige weibliche Geschlechtsidentifikation erfordern, wie neue Partnerschaft, Sex, Kinderwunsch, Schwanger- oder Mutterschaft. Und was ist weiblicher an Frauen als ihre femininen Geschlechtsmerkmale?

Also scheint der Muttermund Sie anzuklagen, wenn er stark blutet: »Sieh her, ich bin noch fruchtbar! Und du willst keine Kinder?« Die mit Pilz infizierte Scheide ruft womöglich: »Nein! Nicht schon wieder mit diesem Typen!«, und macht Sex für die nächste Woche unmöglich. Die geschwollene Brust schreit: »Rühr mich nicht an!« zum Baby oder auch zu Partner oder Partnerin, und hält damit alle auf Abstand.

Und vielleicht, vielleicht haben sie ja Recht, Ihre Organe? Vielleicht sind Sie gerade im Begriff, den Obermacho persönlich zu heiraten, der Sie permanent schwanger in die Küche hinter den Herd verbannen möchte? Oder Sie übersehen, dass

Sie eigentlich in eine andere Frau als in Ihre Freundin verliebt sind. Vielleicht meinen Sie, Ihrem Vater zuliebe Karriere machen zu müssen, und stellen deshalb Ihren Wunsch nach einem pausbackigen Baby hintan, oder Sie wollen Ihrer Mutter zeigen, wie unabhängig frau heutzutage sein kann.

Vielleicht gibt es tatsächlich einen seelischen Notstand, der nur nicht ausgerufen werden kann, weil Sie sich seiner schämen: Depressionen sind doch keine ernstzunehmende Krankheit – da macht sich ein anständiger Unterbauchschmerz schon viel besser. Vermeintliche Schuldgefühle können nicht zugegeben werden, aber der Schmerz lässt Sie schon mal dafür büßen. Und am Ende stehen Sorge und Angst der Angehörigen, die sich endlich mal um Sie kümmern, die ansonsten immer allein den Laden schmeißt. Ärztliche Untersuchungen können lustvoller sein als Ihr Liebesleben, wenn Sie keinen Ehemann haben, der sich Ihnen zärtlich zuwendet. Oder wenn Ihr Partner gerne mal den Tyrannen raushängen lässt. Also lassen Sie sich nicht hinters Licht führen, und hören Sie Ihrem Körper zu.

Wenn wir aber annehmen, dass es unbewusste Ängste, Wissen oder Ahnungen sind, die endlich wahrgenommen werden wollen, dann ist es schon verblüffend, welche Macht sie besitzen. Mit welcher Effizienz der Geist dem Körper befehlen kann, das zu tun, was er will, und sei es auch noch so unangenehm oder gar schmerzhaft. Und wie nur sollen wir damit umgehen, diese von der Leine gelassene Kraft wieder einfangen und bändigen?

»Psycho« heißt auf Altgriechisch ja nicht nur Seele, sondern auch Hauch und *Atmung*. Soma ist nicht nur Körper und Leib, sondern auch *Leben*. Vielleicht liegt schon in der Bezeichnung Psychosomatik die Lösung: Atmen wir also um unser Leben!

Denn darf man den Entspannungstherapeuten glauben, helfen Atemübungen und die Einbildung, man habe schwere Arme und Beine, auch autogenes Training genannt, dabei, mit dem Körper in Kontakt zu treten. Gleiches mit Gleichem bekämpfen also, die eingebildete Erkrankung mit eingebildeter Entspannung, wir liegen einfach nur da und denken uns den Rest? Wenn das wirklich so einfach wäre, bräuchte man keine eigene medizinische Fachrichtung dafür. Ganze Expertenstäbe beschäftigen sich mit der Therapie dieser im wahrsten Sinne des Wortes »unfassbaren« Symptome von Frauen, die heutzutage nicht mehr als hysterisch bezeichnet werden dürfen.

Wenn aber endlich klar ist, dass Sie weder hysterisch noch ein Hypochonder sind, dann dürfen Sie sich nicht mehr vor sich selbst verstecken und sollten Ihre Einstellung sich selbst gegenüber ändern.

Am besten bringen Sie Partner oder Partnerin gleich mit zum Therapeuten, damit sie die gleiche Gehirnwäsche bekommen wie Sie. Spülen Sie ihn einfach aus, Ihren Geist. Reinigen Sie ihn von allen Sorgen und emotionalen Rückständen. Eine Meditation im Vorwaschgang und die Verhaltenstherapie zur Hauptwäsche. Die Paartherapie schleudert noch mal den letzten Galletropfen aus Ihrem Körper heraus, und bald ist diese äußerst unangenehme, eingebildete Krankheit nichts weiter als eine sich auflösende Fata Morgana.

MYOME, SCHEIBCHENWEISE

Wie froh sind da doch einige Ärzte, wenn sie wirklich etwas finden! Wenn sie feststellen, dass die Frau vor ihnen nicht perfekt ist, in irgendeiner Form von der Norm abweicht, und sei es auch nur um ein paar wenige Zentimeter. Fast triumphal erscheint so mancher Ausruf: »Sie haben da ein Myom!«, dem tonfallmäßig stets ein imaginäres »Ha!« vorauszugehen scheint. Als hätte der Jäger im Arzt seine Beute gesichtet. Und so fühlt sich manch eine Frau denn auch wie ungeschütztes Freiwild, wenn der Weißkittel Witterung aufnimmt und die Jagd auf ihre Myome beginnt.

Dabei handelt es sich gar nicht, wie beim Übergewicht, um mehrere Kilo, die zu viel sind am weiblichen Körper, sondern um nur wenige Gramm Muskelfleisch, das harmlose Wirbel in der Gebärmutterwand bildet. Sie werden meist zufällig entdeckt, diese freundlichen Knubbel, denn sie machen kaum Beschwerden. Der Befund ist für viele Frauenärzte wie ein Sechser im Lotto. Endlich ist da etwas, das, obwohl völlig ungefährlich, alle drei Monate kontrolliert und vermessen werden kann, angeblich, um der Frau mehr Sicherheit zu geben – und der Abrechnung mehr Volumen.

Letzteres gelingt wohl, doch was die Sicherheit der Patientin anbelangt, so gilt die Devise: weit gefehlt. Der Ultraschallterror, der zumeist anhebt, macht alles nur viel schlimmer. Jeder Termin wird von den Frauen ängstlich erwartet, und sie fragen sich: Ist es größer geworden oder kleiner? Der harmlose Knödel wird als Fremdkörper wahrgenommen, als Alien, das im Begriff ist, aus dem Körper herauszubrechen.

Diese Horrorvision ist gar nicht so weit hergeholt, wie es scheint, denn nach einem solchen Zufallsbefund ist nichts mehr, wie es einmal war. Jedes noch so kleine Zipperlein wird auf das vermeintlich gefährliche Myom geschoben, seien es der untreue Ehemann, die zu engen Hosen oder einfach nur die Verstopfung.

Dabei sollten Sie wissen, dass Myome sehr häufig eine Variante der Norm darstellen. Es sind kleine Knoten aus Muskel und Bindegewebe, die sich in der Gebärmutter bilden können und die sich bei siebzig bis achtzig Prozent *aller* Frauen finden.

Myome lieben das weibliche Hormon Östrogen, unter dessen Einfluss sie wohlig wachsen – bis zu einer Größe von zehn Zentimetern und mehr. Die meisten bleiben aber kleiner und machen sich daher auch nicht bemerkbar. Denn im Bauch einer Frau ist viel Platz. Wo sonst wird ein Vier-Kilo-Kind ausgetragen? Da geht ein mandarinengroßes Myom zwischen den Darmschlingen regelrecht unter.

Aber einige Ärzte der alten Schule tun nichts lieber als Gebärmütter zu entfernen, sei es wegen Myomen oder der vermeintlich darauf zurückzuführenden Blutungsstörungen. »Sie wollen doch keine Kinder mehr, oder?«, fragen sie und zücken mit Euro-Zeichen in den Augen den Aufklärungsbogen für die Operation. Denn für sie ist der Uterus jenseits der Reproduktion ein schlicht überflüssiges Organ.

Schon in der Antike herrschte eine negative Wahrnehmung: Hystera, so das griechische Wort für Muttis Brutstätte, bekam den Ruf eines gefährlichen, wandernden Tiers, welches, wenn es nicht regelmäßig mit Sperma gemästet werde, im Körper umherirre, an unterschiedlichen Organen Symptome hervorrufe und sich dann im Hirn festbeiße, wo es allerlei wunderliches Verhalten zu Tage fördere. Frauen sollten sich also regelmäßig gut durchficken lassen und ein Kind nach dem anderen bekommen, so die Theorie, und die Hysterie, wie die Verhaltensstörung folgerichtig genannt wurde, sei besiegt.

Bruchstücke dieser Auffassung haben sich trotz christlicher Tradition, in der die Gebärmutter früher ein Bild des Segens und der Barmherzigkeit war, bis heute gehalten. Noch zu Beginn des zwanzigsten Jahrhunderts wurde die Gebärmutter als Ursprungsort neurotischer Störungen mit invasiven Therapien behandelt: zum ersten Mal in der Geschichte der Menschheit führten Ärzte Operationen durch, um ihre Lage, wenn sie von der Norm abwich, zu korrigieren. Leicht seitliche Verschiebungen im Unterbauch wie bei der »Rechts- oder Linksträgerin« sowie eine Abknickung nach hinten durften nicht sein.

Elektrischer Strom wurde mittels zweier Pole zwischen Vagina und Unterbauch der Frauen hin und her gejagt. Diese Grillaktion nannten die Experten schön wissenschaftlich »Faradisation«. Auch weibliche Beschneidung empfahlen sie zur Behandlung der Hysterie, operierten die Klitoris weg oder verätzten sie mit Säure. In einigen Fällen sahen die Mediziner keinen anderen Ausweg als die Kastration der Patientin und entfernten die Eierstöcke. Wie selbsternannte Exorzisten undamenhaften Benehmens führten sie sich auf, diese Beseitiger der weiblichen Organe.

Aber was genau fürchteten die »Herren der Schöpfung«?

Lautes Lachen oder Weinen, sexuelles Interesse und Freizügigkeit, Widerworte, den Wunsch, unverheiratet zu sein und es zu bleiben sowie weibliche Homosexualität. Sprich: Eine emanzipierte Frau wäre vor hundert Jahren nur schwer einer Diagnose als Hysterikerin entgangen. Und ihrer Therapie.

Auch heute noch wird die emanzipierte Frau, wenn sie eine ärztlich empfohlene Entfernung der Gebärmutter mit den unter anderen Umständen bekannt gewordenen Worten »Mein Bauch gehört mir« ablehnt, gern als Querulantin, als »schwierig« oder zumindest als Zicke wahrgenommen.

Bereits vor dreißig Jahren war der Kampf gegen die überflüssigen Unterleibsoperationen ein Thema der »alten« Frauenbewegung. Es gelang, der Unterleibsmetzelei Einhalt zu gebieten. Doch jetzt ist ein neuer Operationstrend erkennbar, die sogenannten Gebärmutteramputationen nehmen wieder rasant zu. Laparoskopisch assistierte Supracervikale Hysterektomie (LASH) ist die Bezeichnung der neuesten Operationstechnik per Bauchspiegelung. Schonend soll sie sein und zeitgemäß, mit einem kosmetisch schönen Ergebnis. Das liest sich fast wie die Werbung für einen Wellnessaufenthalt oder eine Schönheitsoperation. Schnell seien Sie wieder fit, heißt es da auch, und nach dem Eingriff sei ein uneingeschränktes sexuelles Empfinden gewährleistet. Was erstaunlich ist und Anlass zu der Überlegung gibt, ob sich nun alle sexuell *eingeschränkten* Damen durch Herausschneiden ihrer primären Geschlechtsteile in Sexgöttinnen verwandeln lassen?

Vergessen wird zu erwähnen, dass die Narkosezeiten bei dieser sogenannten Schlüssellochtechnik doppelt so lang dauern können wie bei der Operation der vaginaloperativen Methode. Womit wir wieder bei den dicken Myomen und der Frage nach der Dringlichkeit der Operationen wären. Es gibt ja auch die Möglichkeit, wenn schon durchs Schlüssel- oder auch Knopfloch, dann nur einzelne Knoten herauszuschälen und zu entsorgen. Oder durch Verödung der Blutgefäße größere Myome auszuhungern und absterben zu lassen wie bei der Embolisation. Diese wird von Radiologen durchgeführt und verläuft völlig unblutig. Man muss ja nicht gleich mit

Kanonen auf Spatzen schießen bzw. mit dem Skalpell jedem Knubbel zu Leibe rücken.

Ist Ihre Menstruation aber der reinste Blutsturz und Ihr Eisenwert gleicht dem einer Untoten, dann können Sie auch zunächst einmal nur die Gebärmutterschleimhaut veröden lassen und damit weitere Regelblutungen sowie Schwangerschaften unterbinden. Für immer. Kommt vor allem dann in Frage, wenn Sie kurz vor den Wechseljahren sind. Denn sonst laufen Sie womöglich Gefahr, sich die Myome stückchenweise herausschälen oder vom Radiologen embolisieren zu lassen, um dann aufgrund des chaotischen Hormonkarussells doch wieder Blutungen zu bekommen. Das ist leicht zu vermeiden, indem Sie sich erst einmal über die Alternativen zur Radikalkur klar werden.

Und diejenige, die ihr Myom nur vom Ultraschallbildschirm kennt und nicht darunter leidet, die weder starke Blutungen noch Krämpfe hat, die sollte tunlichst keinen Mediziner mit Skalpell in ihre Nähe lassen. Er würde ihr doch nur wieder einreden, dass nach abgeschlossenem Kinderwunsch der Uterus überflüssig sei und sogar, Krebs sei Dank, ein Gesundheitsrisiko darstelle. Entferne man also das Corpus delicti am besten gleich mitsamt den Eierstöcken, wie schon damals bei den Hysterikerinnen, dann bewege sich die Wahrscheinlichkeit gegen null, an Unterleibskrebs zu erkranken. Wie schön. Dann lassen Sie sich doch auch vorsichtshalber gleich den Kopf abschlagen, als Vorbeugung gegen Hirntumor oder Demenz.

Aber mal im Ernst. Eine verknubbelte Gebärmutter ist keine schlechte Sache – Wundheilungsstörungen, Verwachsungen, sexuelle Probleme oder Depressionen als mögliche Folgen einer Operation hingegen schon. Im Übrigen galten die Gebärmütter von Häsinnen in einigen Kulturen sogar als

Symbol der weiblichen Fruchtbarkeit und als Aphrodisiakum. Sie wurden als Delikatesse verspeist. Je größer die Gebärmütter waren, desto besser. An dieser Denkweise sollten Sie sich orientieren. Auch wenn Sie nicht zur Familie der Langohren gehören, eine große Gebärmutter ist nicht gleich eine gesundheitliche Katastrophe.

Wenn sie sich zu Wort meldet mit starken Blutungen in den Wechseljahren, dann nehmen Sie dies als Abschiedsgeschenk. Vergießen Sie ein paar symbolische, blutige Tränen mehr um Ihre Fruchtbarkeit, die gerade im Begriff ist, sich zu verabschieden. Denn wenn die Östrogenwerte sinken im Körper einer Frau, dann schrumpfen auch die Myome wieder, manchmal verschwinden sie sogar ganz. Die Gebärmutter einer alten Frau ist meist nicht größer als eine Mirabelle.

Und das führt uns zum nächsten Punkt: Myome sind zumeist vorübergehende Erscheinungen. Wenn Sie im Saft des Lebens stehen, dann wachsen sie, das stimmt. Aber sie ziehen sich auch wieder zurück, verkümmern und verkleinern sich nach der Menopause und geraten später völlig in Vergessenheit. Sie können also zumeist mit diesen harmlosen Knoten leben. Üben Sie sich in Geduld und lassen Sie den zappeligen Doktor, der schon seine Messer wetzt, einfach am ausgestreckten Arm verhungern.

LIEBER EIN FRÜHKARZINOM
ALS GAR NIX GEFUNDEN

Nicht nur die Gebärmutter wird zuweilen als bedrohlich empfunden. Auch die Brust jagt sowohl der Trägerin als auch den Ärzten immer wieder mal die Angst ein, sie könnte bösartig geworden sein. Daher wird nun jede Frau zwischen fünfzig und neunundsechzig Jahren alle zwei Jahre zu einer Reihenuntersuchung eingeladen. Und welche Frau schlägt wohl von sich aus eine Einladung aus? Kaum eine. Gilt es doch erstens als unhöflich und gibt es doch zweitens diese Neugier, die ein typisch weibliches Merkmal zu sein scheint und die befriedigt werden will. Und wenn es dann noch gesundheitlichen Nutzen verspricht, zu einem Event zu gehen, dann ist die Versuchung groß.

Eine solche Verlockung ist also das Brustkrebsscreening, diese freiwillige Röntgenuntersuchung, die eine frühe Entdeckung von Brustkrebs gewährleisten und damit die Überlebenszeit der Patientin verlängern soll. Einen Einfluss auf die Häufigkeit der Krankheit an sich hat die Untersuchung allerdings nicht.

Die Einladung dazu flattert ganz prosaisch ins Haus. Man solle sich zum nächsten Röntgeninstitut begeben, heißt es da, und dort erwartet einen nur eine Assistentin. Sie brauchen sich also nicht extra für den Herrn Doktor fein zu machen. Spitzenbesetzte Korsetts und sexy Unterwäsche können Sie vergessen, werden Ihre Brüste doch nur nacheinander schnell entblößt und zwischen die zwei Röntgenplatten geklemmt. Das ist nicht nur irgendwie ein wenig peinlich, sondern tut auch noch höllisch weh. Kein Wunder, dass weniger als die

von Gesundheitsexperten erwarteten siebzig Prozent der Frau-
en an dieser Untersuchung teilnehmen.

Wenn Sie sich dieses Gesundheitshappening dennoch
nicht entgehen lassen wollen, wäre es vielleicht ein gute Idee,
zusammen mit Freundinnen dorthin zu gehen. Nette Gesprä-
che überbrücken die Wartezeit, und wenn Sie eine Thermos-
kanne Kaffee oder eine Flasche Prosecco dabeihaben, kann
aus dieser Einladung doch noch ein recht lustiges Erlebnis
werden. Natürlich werden in einem Röntgeninstitut keine
Häppchen gereicht, aber die eine oder andere Frau kommt
dennoch im Zuge der Diagnostik mit etwas Ähnlichem in
Berührung. Sollte nämlich die erste Mammografie auffällig
sein, wird eine weitere Untersuchung fällig und vielleicht
auch eine Gewebeentnahme. Dabei stanzt eine vorschnellen-
de Nadel ein Häppchen aus dem auffällig gewordenen Busen.
In den meisten Fällen aber ist es falscher Alarm, die Häppchen sind feinstes Tittenfett, kein Krebsfleisch weit und breit.
Doch bis ein erfreuliches Ergebnis vorliegt, können Tage,
wenn nicht gar Wochen vergehen. Und die betroffenen Frau-
en werden ungeduldig und vor allem ängstlich.

Plötzlich mutiert die geliebte Brust, das weiche, weibliche
Statussymbol zum Aggressor, zum Angreifer, zum gefürchteten Todfeind. Keine wagt es mehr, sich dort zu berühren, und
auch Partner oder Partnerin beäugen das ehemalige Lustob-
jekt misstrauisch. Es scheint eine Art Zeitbombe in der wohligen Wölbung versteckt zu sein, die jede Erotik, jedes zärtliche
Beisammensein unmöglich macht. Die Zeit des Wartens wird
vergiftet von der Galle der Unsicherheit und dem Gefühl, sich
nicht mehr auf den eigenen Körper verlassen zu können.

Dabei hat frau noch Glück, wenn sie nach Wartezeit und
Biopsie wieder den Klauen der Medizin entkommt. Also nur
einen mammografisch *falsch positiven* Befund erhält, laut dem

sich der Krebsverdacht nach mikroskopischer Aufarbeitung des Probehäppchens *nicht* bestätigt hat. So ergeht es jeder fünften Busengequetschten.

Gerade bei älteren Frauen können allerdings auch sogenannte Frühkarzinome entdeckt werden, mikroskopisch kleine Zellveränderungen, die als Vorstufe des Brustkrebses gelten und wie eine solche behandelt werden. Also ab auf den Operationstisch! Nur bedenkt keiner, dass es sich eben nur um eine Vorstufe handelt, einen harmlosen, noch nicht streuenden Babykrebs, und dass die Dame vielleicht etwas älteren Jahrgangs ist. Sie würde womöglich zeit ihres Lebens niemals den gefürchteten Brustkrebs bekommen, deren Vorbote nun aber vorsorglich herausgeschnitten wird. Übertherapie nennt man das, und sie verursacht der Frau Panik und dem Gesundheitswesen auch Kosten. Die Mediziner hingegen haben das beruhigende Gefühl, alles, wirklich alles getan zu haben, um die Sterberate zu senken. Zehn von zweitausend gescreenten Frauen liegen aufgrund des Übereifers unterm Messer.

Was soll das Screening denn überhaupt bringen?, fragt sich das kritische Möpse-Frauchen an dieser Stelle zu Recht. Eine Reduzierung der Brustkrebssterblichkeit um fünfundzwanzig Prozent, jubeln die Befürworter ihr entgegen. Und sie nickt und ist überzeugt. Betrachtet man allerdings die absoluten Zahlen, sieht die Sache folgendermaßen aus:

Ohne Reihenröntgenuntersuchung sterben von tausend Frauen innerhalb von zehn Jahren acht Frauen an Brustkrebs. *Mit* Mammografiescreening sterben im selben Zeitraum nur sechs von tausend Frauen. Das sind nur zwei Frauen von tausend weniger in zehn Jahren, aber trotzdem fünfundzwanzig Prozent von den acht. Das klingt doch nicht übel, was? Aber nicht zu vergessen: 992 *gesunde* Frauen werden dafür alle zwei Jahre unter den radioaktiven Strahlen durchgeschleust.

Zum Glück sehen die aktualisierten EU-Leitlinien eine umfassende, objektive und täuschungsfreie Information der Frauen als Basis für die Untersuchung vor. Doch selbst das *Ärzteblatt* räumt ein, dass die Europäerin noch immer auf deren Umsetzung wartet. Bislang bleibt es allein bei einem Schreiben.

Begeben Sie sich also nicht direkt dorthin, gehen Sie über Los oder genauer gesagt zu Ihrer Frauenärztin, bevor Sie sich dem regelmäßigen Busenquetschen anschließen, und stellen Sie die Fragen, die Ihnen gerade so in den Sinn kommen. Beispielsweise:

– Komme ich wirklich nicht in den Genuss, mal ein Gefängnis von innen zu sehen, wenn ich die Vorladung ignoriere? Oder gibt es andere Strafen?

– Habe ich auch das Recht auf Unwissenheit?

– Warum töten die Röntgenstrahlen den Babykrebs nicht gleich ab?

Wenn Sie aber sonst niemanden mehr haben, der sich für Ihre Brüste interessiert, ist es vielleicht auch ganz angenehm, wenn sie wieder einmal fremdberührt werden. Und sei es von den Händen einer medizinisch-technischen Assistentin. Auch die Kühle der Röntgenplatten kann im Hochsommer recht angenehm sein, und wer weiß, vielleicht finden Sie auch noch andere individuelle Kleinigkeiten, die als Vorteil des Screenings herhalten mögen.

Doch des Pudels Kern ist die Frage, wie viele Krebse sich trotz dieses ganzen Aufwandes hinter unsren Titten verstecken können, also *nicht* erfasst werden, und sich erst im klinischen Gewand einer fortgeschrittenen Erkrankung aus ihren Schneckenhäusern wagen. Diejenigen, die zwischen zwei Untersuchungen auftreten oder einfach übersehen werden, während wir uns in falscher Sicherheit wiegen, bis die Bombe der Krebsdiagnose plötzlich doch und unvermutet platzt. Die *falsch negativen* Befunde, diese gemeinen hinterhältigen Luder. Über sie wird zumeist Stillschweigen bewahrt, denn über das Versagen einer Methode wird ungern gesprochen. Doch liegen die Zahlen auch hier nicht im verschwindend geringen Bereich, ein kleiner Krebssalat käme da wohl schon zusammen.

Und was ist mit uns?, rufen einige der jüngeren Frauen empört, diejenigen, die noch keine fünfzig sind und dennoch Angst vor Krebs haben. Gar nicht zu Unrecht, denn auch bei Frauen um die vierzig kann hin und wieder Tittenkrebs auftreten und dann häufig in gar aggressiver Form. Bei den unter Fünfzigjährigen wird aber nur bei erhöhtem familiären Risiko sowie bei klinischem Tast- oder anderem Befund eine Röntgenuntersuchung durchgeführt. Denn Röntgenstrahlen können zwar zwei von tausend Leben retten, haben aber auch Nebenwirkungen. Vor allem bei jungen Brüsten können sie selten auch mal den Krebs auslösen, den sie zu suchen vorgeben, und außerdem sind frische pralle Möpse nicht so leicht zu durchleuchten. Das Röntgen brächte da nicht viel. Im Falle des eifrig ängstlichen Screeningfans ist also das Älterwerden ausnahmsweise einmal von Vorteil, verschafft es doch ungehinderten Zugang zum Röntgeninstitut.

Aber es gibt auch andere Untersuchungstechniken wie Ultraschall oder Kernspintomografie, die weniger häufig angewandt werden und im Brustkrebsscreening überhaupt nicht vorkommen. In Einzelfällen kann es durchaus sinnvoll sein, eine solche individuell abgestimmte Untersuchung anzuberaumen, beispielsweise wenn die Glocken zu dick sind. Doch solche Extratouren zahlen die Krankenversicherer äußerst ungern. Da hilft es nur, einen Röntgenarzt nicht nur aufzusuchen, sondern am besten gleich zu heiraten. Damit wäre nicht nur immer ein wenig Kleingeld vorhanden und die Möglichkeit, diese Untersuchungen nach Wunsch auf eigene Kosten durchzuführen, sondern im ehelichen Schlafgemach könnten die erfahrenen Medizinerfinger auch tagtäglich – anstatt krebsvorsorgetechnisch nur einmal im Jahr – auf erotische Art und Weise die Gefahrenzonen absuchen.

Allen anderen Damen sei empfohlen, neben der Durchleuchtung auch selbst eine intime Beziehung zur eigenen Brust zu pflegen, sie zu tätscheln, zu cremen, zu ölen und zu massieren und sie damit den drohend klappernden Krebsscheren beizeiten zu entreißen.

WIE AUS JUCKENDEN FEUCHTGEBIETEN GEHÄTSCHELTE INTIMZONEN WERDEN

Nicht immer aber führt die Angst vor Krebs zu Reihen-untersuchungen und vollen Wartezimmern. Manch eine Frau praktiziert lieber die Vermeidungstaktik als Überlebensstrate-gie, steht doch der Gang zum Gynäkologen auf der Skala der ungeliebten Gesundheitschecks an zweiter Stelle direkt hinter dem Zahnarzt. Doch sollten Sie nichtsdestotrotz ein Auge auf sich haben, sich aufmerksam beobachten und sich ab und an etwas Gutes tun. »Selbst ist die Frau«, sei die Devise, nach der Sie hin und wieder zur Kräuterhexe mutieren und sich mit selbst zubereiteten, natürlichen Produkten behandeln können.

Ein lockerer und spielerischer Umgang mit dem eige-nen Körper gehört zu einem gesunden, erfüllten weiblichen Leben dazu. Und daran sollten auch so kleine Zipperlein wie die Eierstock- oder Scheidenentzündung nichts ändern kön-nen. Zürnen Sie Ihrem Körper nicht. Vielmehr könnten Sie die Beschwerden als gelungenen Anlass nehmen, mal wieder ausgiebig in einem Sitzbad zu plantschen. Das ist eine sehr praktische Angelegenheit, bei der weder Haare noch Make-up in Mitleidenschaft gezogen werden. Eine eigens für die Damenwelt erarbeitete Sitzbadewanne steht hierfür zur Ver-fügung. Frau kann aber auch einfach in einem geschlossenen Plastikwäschekorb oder einer Babywanne Platz nehmen.

Da die Natur uns mit zahlreichen Pflanzen beschenkt hat, stehen reichlich gesunde Badezusätze zur Verfügung. Es lohnt ein Ausflug in den Kräutergarten, aus dem man mit Majo-ran, Rosmarin und Liebstöckel zurückkehren sollte, wenn die Durchblutung des Unterleibes das Ziel ist. Vergessen Sie nur das Quietscheentchen nicht, das fröhlich mit vorwitzigem Schnabel zwischen Ihren Beinen herumpaddeln und Ihnen hin und wieder wohlige Schauer verschaffen darf. Ähnliche Stimulation bietet nur noch das Reibesitzbad, bei dem Sie eiskaltes Zitronenwasser über ihre Schamregion tröpfeln und sich in kitzelnden Bahnen seinen Weg nach unten suchen lassen. Kamillen- und Eichenrindebäder hingegen wirken schmerzstillend und heilend.

Wirklich ans Eingemachte geht es aber, wenn Sie über Nacht eine Knoblauchzehe in Ihrer Muschi einlegen, was auch als »Knoblauchtampon« bezeichnet wird. Soll angeblich gegen Pilze und die widerlichen kleinen Trichomonadentierchen helfen. Aber den Bindfaden am Knoblauch dürfen Sie nicht vergessen, sonst kriegen Sie das Teil nicht mehr raus und es gammelt dort monatelang vor sich hin, bis es bei der nächsten Krebsfrüherkennungsuntersuchung vom Frauenarzt mit der Zange herausgefischt wird.

Weniger dramatisch ist es, wenn beim nächsten Liebesspiel Partner oder Partnerin mit der Knoblauchzehe zwischen den Zähnen zwischen Ihren Beinen wieder auftauchen. Sie dürfen diese gern verschlucken, beugt Knoblauch doch Arterienverkalkung, Demenz und Harnwegsentzündungen vor.

Um die tapferen Milchsäurebakterien in Ihrem Lustkanal zu stärken, bevorzugen manche Damen eine Joghurtanwendung mit lebendigen Laktobazillen. Dazu sei ein naturbelassenes, zuckerfreies Milchprodukt, möglichst aus biologischer Züchtung, in die Lusthöhle eingebracht. Nur wie, um Himmels willen, soll man da einer ausgemachten Schweinerei entgehen? Ein Versuch mit dem Kaffeelöffelchen könnte sich lohnen, je nachdem, wie eng die Eingangspforte ist. Manchmal erweist es sich als erotisierend, wenn Partner oder Partnerin mit sanften Fingern den Joghurt hineinstreichen. Bleibt dabei nicht viel hängen, weil entweder alles weggeschleckt oder beiseitegefickt wird, so bietet sich immer noch die nächtliche Variante an. Dazu wird ein Tampon als Trägermedium in reichlich Joghurt getunkt und nach erfolgtem Liebesspiel in die ruhende Vagina hineingeschoben, wo er über Nacht verbleiben und seine Wirkung tun darf.

Sind Sie hingegen Anhängerin von Doktorspielchen, können Sie den etwas flüssigeren, selbst gemachten Joghurt aus der Joghurtmaschine in einer Spritze aufziehen und sich ganz genüsslich im Liegen auf den Muttermund spritzen (lassen) – aber bitte ohne Injektionsnadel.

Um das Muschimilieu anzusäuern, schwören andere auch auf Spülungen mit Essig. Dazu lassen sich die sexy Scheidenduschen aus dem Erotikladen verwenden, die durch multiple Öffnungen die Vaginalwände besprühen. Mit ordentlichem Druck ausgeübt, kann es dabei zu einer stimulierenden Reizung des G- oder des A-Punktes kommen. Ein nicht zu vernachlässigender, angenehmer Nebeneffekt. Oder Sie benutzen die gute alte Vaginaldusche, vorausgesetzt, dass sie nicht mit parfümierter Lotion gefüllt ist. Familienmuttis können auch den Gummiball für Babyeinläufe recyceln und nach dem Auskochen (!) genital umfunktionieren.

Grundsätzlich sollten Sie die Beschäftigung mit Ihrem Unterleib als autoerotischen Akt betrachten. Machen Sie sich locker und genießen Sie den Kontakt mit dem eigenen Körper. Der Übergang vom therapeutischen Akt zur Masturbation kann durchaus fließend sein – im wahrsten Sinne des Wortes, wenn Sie dabei zur Ejakulation kommen. Und was kann schöner sein als medizinisch nicht nur unbedenkliche, sondern gar wirksame Wichserei?

Aus diesem Blickwinkel bekommen die aufwendigen Selbsttherapieprozeduren ihren ganz eigenen Reiz.

Ein wenig Voyeurismus dabei ist auch nicht das Schlechteste. Im Gegenteil. Wenn Sie einen Spiegel zur Hand nehmen und zwischen Ihren Beinen vor der Öffnung Ihres Allerheiligsten platzieren, kann bei der Eigentherapie gar nichts mehr schiefgehen. Wundert es Sie, dass viele Frauen gar nicht wissen, wie sie untenherum aussehen? Dass sie es lieber dem Partner überlassen, ihrem Kitzler ins Auge und genital nach dem Rechten zu sehen? Gehören Sie womöglich selbst dazu?

Wahrscheinlich ist den meisten Männern und auch einigen Frauen so ein Hausmeisterjob recht angenehm. Doch im Zuge der Emanzipation sollte jede Frau, und ich meine *jede*, mal einen lustvollen Blick auf ihre eigene Intimzone geworfen haben. Denn sonst wissen Sie womöglich immer noch nicht, was Sie da tun.

Also Kopf runter!

Sehen Sie den Tatsachen ins Auge!

Sie betrachten nichts Geringeres als die Wiege der Menschheit.

Gesäumt von den häutigen Rüschen vergangener Jungfernschaft, inmitten der kleinen Schamlippen, tut sich der weibliche Schlund auf. An der inneren Oberseite hängt, leicht geriffelt, die Blase, unten drängt sich der Darm. Alles fein ausgekleidet von samtiger Schleimhaut, die sich bis tief nach hinten hineinzieht. Nehmen Sie nun beherzt Ihr Plastikspekulum zur Hand, welches in keinem wahrhaft feministisch-emanzipierten Haushalt fehlen sollte. Führen Sie es vorsichtig ein und klappen Sie es auf. Jaja, keine Bange, das haben schon etliche Weiber vor Ihnen in unzähligen Selbstuntersuchungskursen getan. Bis weit in die achtziger Jahre hinein traf frau sich in weisen Zirkeln, um sich im Beisein von Geschlechtsgenossinnen selbst zu betrachten. Heute tun es die Frauen – wenn überhaupt noch – im stillen Kämmerlein. Und das ist ja auch gut so. Nicht jede ist eine Freundin des Exhibitionismus.

Jetzt können Sie also nachsehen, ob womöglich weißlicher Pilzbelag an Ihren Scheidenwänden hängt, oder einen Blick auf Ihren Muttermund riskieren. Rund wölbt er sich Ihnen entgegen, grinst wie ein Smiley, wenn Sie Kinder geboren haben, oder zeigt ein zartes Grübchen, wenn nicht.

Es ist immer gut zu wissen, wo Ihr Muttermund sitzt, um zu bemerken, wenn er mit Ihnen spricht. Denn ja, das kann er. Sei es durch Entzündungen oder unregelmäßige Blutungen, auf irgendeine Art und Weise tut er seinen Unmut kund, wenn er welchen verspürt. Dann müssen Sie ihm aufmerksam zuhören und können ihn auch mal ein wenig kraulen. Den Finger beispielsweise in verdünntes Teebaumöl getunkt und damit den Muttermund massiert, vertreibt virale Entzündungen. Auch Calendula- oder Thuja-Tinkturen sollen gynäkologische Abstrichergebnisse verbessern. Geben Sie sich also ein wenig Mühe. Das sind Sie diesem zarten Tor der Weiblichkeit schuldig.

Und wenn Sie so weit gekommen sind, dann haben Sie es geschafft. Das, was sonst nur Ihr Frauenarzt zu Gesicht bekommt, haben Sie selbst betrachtet und womöglich behandelt. Sie haben damit den wirklich allerletzten Schritt getan und sich im tiefen Inneren selbst erkannt!

Somit dürfen Sie getrost den Apfel von der Schlange entgegennehmen, stets im Bestreben, täglich etwas Neues über sich und die Welt zu erfahren.

Geben Sie diese Neugier nicht auf!

Pflegen und schärfen Sie sie.

Damit Sie auch morgen noch kraftvoll zubeißen können.

LITERATURVERZEICHNIS

Beckermann, Maria J. und Perl, Friederike M. (Hg.):
Frauen-Heilkunde und Geburts-Hilfe, 3 Bde., Schwabe,
Basel 2004

Buse, Gunhild: »*... als hätte ich ein Schatzkästlein verloren.*«
*Hysterektomie aus der Perspektive einer feministisch-
theologischen Medizinethik*, Lit-Verlag, Berlin 2003

Dunham, Carroll, *The Body Shop Team: Mamatoto –
Geheimnis Geburt*, Egmont vgs, Köln 1992

Ehret-Wagener, Barbara, Stratenwerth, Irene, Richter, Karin
(Hg.): *Gebärmutter. Das überflüssige Organ?*, RoRoRo,
Reinbeck 1994

Fischer, Heide: *Das Frauenheilbuch*, Nymphenburger,
München 2004

Miersch, Michael: *Das bizarre Sexualleben der Tiere*, Piper,
München 2002

Neues aus dem Ouzoland

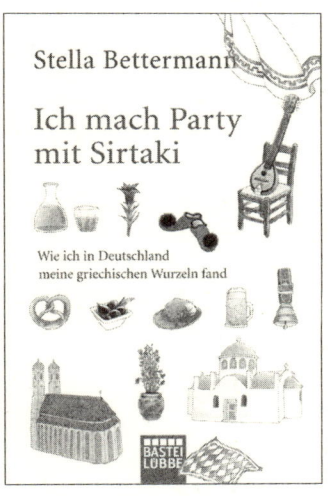

Stella Bettermann
ICH MACH PARTY
MIT SIRTAKI
Wie ich in Deutschland
meine griechischen
Wurzeln fand
224 Seiten
ISBN 978-3-404-61626-8

Oooopa! Und dann zwei Schlenker rechts. Oder links? Im griechischen Tanzkurs tritt Halb-Hellenin Stella Bettermann erstmal allen auf die Füße: Denn Mikis, Popi und die anderen Exil-Griechen können schon tanzen wie Zorbas, der Grieche. Weil griechische Gastfreundschaft auch in München gilt, nehmen sie die Neue trotzdem auf, und nach dem Sirtaki gibts Souvlaki. Oder es geht im Münchner »Piergarten« bei ein paar »Chellen« um Unterschiede und Gemeinsamkeiten der beiden Kulturen, um Sex, Liebe, Krise(n), Geld und das Leben an sich. Doch erst beim Tanzfest auf einer griechischen Insel wird sich beweisen, ob Stella nicht nur griechisch fühlt, sondern schon so gut wie die Einheimischen tanzt!

Bastei Lübbe Taschenbuch

Werden Sie Teil
der Bastei Lübbe Familie

Lernen Sie Autoren, Verlagsmitarbeiter und andere Leser/innen kennen

Lesen, hören und rezensieren Sie unter www.lesejury.de Bücher und Hörbücher noch vor Erscheinen

Nehmen Sie an exklusiven Verlosungen teil und gewinnen Sie Buchpakete, signierte Exemplare oder ein Meet & Greet mit unseren Autoren

Willkommen in unserer Welt:
www.lesejury.de